医者の大罪

医療サギに殺されない39の心得

近藤 誠

SB新書
490

前書き

正しい医療情報をひた隠す「上級医」

いま日本人は、医療によって、たいへんな危険にさらされています。

健康なのに「病気だ」と言われ、病院通いをさせられている人たちが数千万人もいるからです。そのため高血圧の治療だけでも、**毎年、じつは健康な数万人が副作用で亡くなっている、**という証拠があります（27頁）。

どうしてそうなるのか。医師たちが、重要な医療情報を隠しているからです。

そのため一般の方がたは、自分が受けている検査や治療が意味あるものと勘違いし、病院通いを続けているわけです。

実例を示しましょう。高血圧や糖尿病などの、いわゆる「生活習慣病」を治療することの効果を調べた、フィンランドにおける「比較試験」です。

フィンランド試験は、元気で健康に見えるけれども、各種の生活習慣病をもつ12

00人の中年男性に実施した臨床試験です。具体的には、

- 高血圧
- 高コレステロール血症
- 高中性脂肪
- 高血糖
- 肥満

など、7つの因子のどれかを持つ人を選びだし、2つのグループに分けました。

片方は15年間、なるべく医師に近づかず、自由に生活するグループです（放置群）。苦痛などの自覚症状がでた場合には、医療機関を訪ねます。

別のグループでは、医師が定期的に面接し、食事内容や運動など「ライフスタイルの変更」を指示します。そして血圧などの検査値が思うように下がらないと、クスリを処方する「医療介入群」です。――それを5年間つづけ、その後の10年間は自由に生活させせました。

そして、両グループで亡くなった人の数をグラフにしたのが図1です。

15年間の「総死亡数」は、医療介入群のほうが46％増えています（総死亡数について

図1 ▶ 生活習慣病に医療介入する比較試験の結果

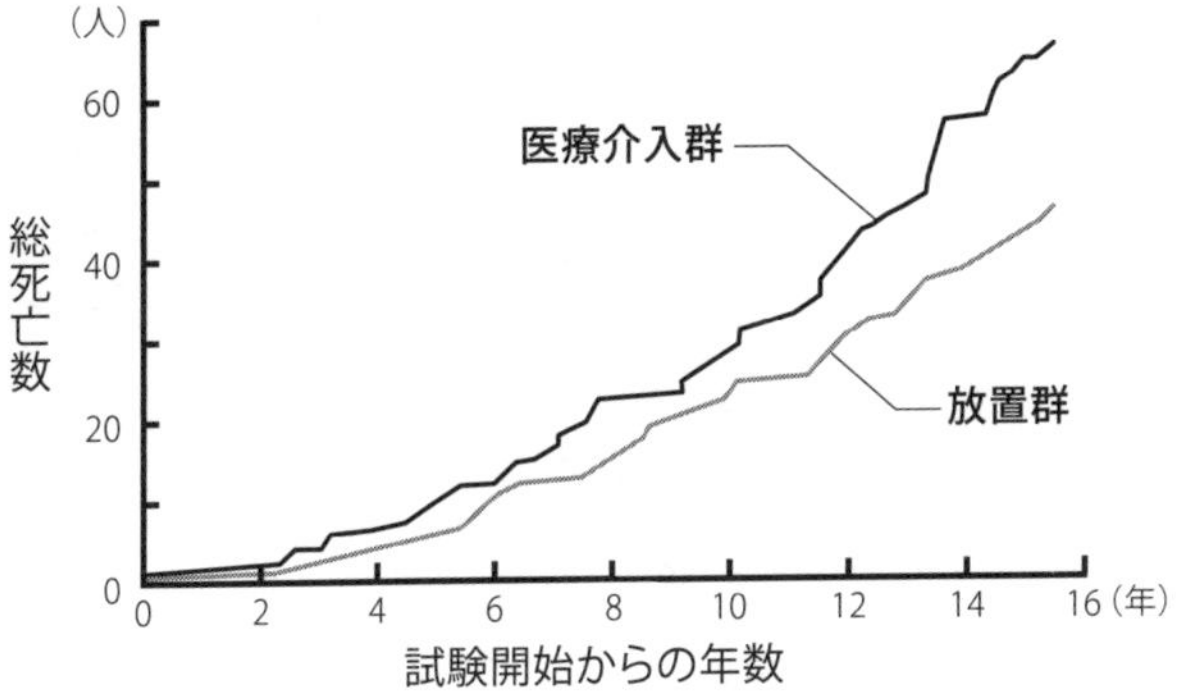

（出典：JAMA 1991;266:1225）

は50頁）。

結局、**「元気で健康だと思っている人を検査して、生活習慣病を見つけだし、クスリを飲ませるのは逆効果」、「総死亡数が増える」**という結論になります。

このフィンランド試験は、このテーマに関する、世界でもっとも信頼できる比較試験です（49頁）。

しかし人びとは、そして社会は、この試験の存在や結果を知らないでいます。臨床現場の医師たちも、ほとんどが不勉強であるため、この試験結果を知らないはずです。

おそらく知っているのは、他の医師たちを指導するような立場にいる「上級医」の一部でしょう。しかし彼らは臨床現場の「下級医」（失礼！）には、決してそういう情報を教えたり漏らしたりはせず、上級医の世界での「秘密」にとどめておくのです。

ここで、僕が考える「上級医」と「下級医」との区別について話しておきます。

上級医とは、この国における医療の内容や方向性に影響を与える人たちで、大学教授が典型です。ほかに、国立研究機関の部長であるとか、厚生労働省（以下、厚労省）のもとにある各種の「審議会」の委員たち、あるいは種々の医学会において診療の指針である「ガイドライン」を作成するような医師たちも、ここに含まれます。

これに対し下級医は、一般病院の勤務医や開業医など、上級医以外のすべてを指します。自分で英文の医学論文を読むことが少なく、医療政策への影響力も乏しい人たちです。もっとも形式的には下級医でも、勉強熱心であれば実質的な上級医と言えるでしょう。

なぜ、健康な人が「不健康」と信じこむのか

さて僕は大学病院時代、内科医ではなく、がん治療を専門としていました。それなのになぜ、フィンランド試験のことを知っているのか。理由を説明しておきましょう。

僕はかつて、**がんの患者さんからの質問には、なるべく自分で答えたいと思いました。「その症状や病気はよく分からないから、よその診療科に行ってください」とは言いたくなかった。**

ただし、実行するのは結構たいへん。診療・研究のかたわら、毎週とどく数種の欧米医学誌を読み、図書館で文献を探し回るなど、40年以上にわたって365日、ひまがあれば医学知識を仕入れてきました。

そうしていると見えてくるものが多々あります。各分野の専門家たちが秘して口外しない事実です。——もし全国民が知ったら、日本の医療体制が崩壊するようなデータです。フィンランド試験は、そのひとつにすぎません。本書で、そういうデータに

ついて知ってほしいと思います。

それにしても日本には、「自分は不健康だ」と思っている人が多い。

というのも先進国を対象にした調査では、「自分が健康だと思っている」日本人はわずか35％なのです（ＯＥＣＤ、２０１５）。先進国でこれより低いのは、33％の韓国だけで、年度によっては日本が最下位にきます。

これに対し欧米諸国の大半では、「自分が健康だと思っている」人の割合は60％を超えていて、米国にいたっては88％。先進国中のトップです。

ところが、実際の「健康度」は逆です。

日本人の平均寿命は84・２歳で、世界最長（男女平均）。米国の平均寿命は78・５歳で、世界１９４か国中の34位にすぎない（ＷＨＯ、２０１６）。

また、不健康の代名詞のような「ビア樽型の肥満者」は、日本では全人口の４％なのに、米国では40％です。

要するに実際の健康度と、人びとの「気持ち」とに大きなズレがあるのです。日本人は、**実際には世界一健康なのに、自分たちは世界一不健康だと思っているわけです。**

非常識な医師を生む医療業界のカラクリ

このズレが、なにから生じているのか。

おそらく「健康診断」の有無によるでしょう。

というのも**欧米には、職場健診などの制度がなく、人間ドックもないからです。**

検査を受けなければ、人びとは「異常値」に気づかず、自身の体調から「自分は健康だ」と素直に感じるはずです。

ところが日本には、職場健診や市町村の健診などの制度が張りめぐらされていて、「高血圧」や「高血糖」などの「生活習慣病」を指摘され、治療が始まります。そうなったら「自分は病気だ」となって、とうてい健康だとは思えないはずです。

そして病院通いをつづけた挙句、クスリの副作用で死んでいく……。

がんに関するデータや情報にしても、情報隠しがあります。たとえば「がんの転移時期」です。

読者のほとんどは、がんを放っておくと転移してしまう、と信じておられることでしょう。そのため、より早期に発見しようと「がん検診」を受け、がんが見つかると、イヤイヤながらも手術に突入する。

しかし実は、**いま転移していないがんを放っておいたら転移するという考えは間違いなのです**（152頁）。それには多くの証拠があります。したがって、がん検診や手術も、実施するのは間違いであることになります。

がん診療分野の上級医たちは、この事実も隠ぺいしているため、必要のない治療を受けて、多くの悲劇が生まれています（5章）。

がんを治療する医者たちは、患者さんに対する「態度」も非常に悪い。たとえば、ある総合病院の医師は、患者さんに面とむかって、

「治療を受けないなら、お墓を建てておきなさい」

と言いはなちました。別の病院では担当医に、

「あんたいつ死ぬの？　どこで死ぬの？」

と言われた患者さんもいた。

医師たちのひどい言動は、超一流と思われている病院にも多々あります。１４４頁で例を挙げましょう。――それらを知った本書の担当編集者は、以下の感想をもらしました。

「これら医師たちの信じがたい無情な言葉は、衝撃的で、現実の出来事とは思えないほど、ひどいものだと思います。

こうした医師たちは、自分が患者さんに対して、『ひどいこと』『まったく根拠のないこと』『適当なこと』を言っているという自覚はないのでしょうか？

客観的に考えれば、患者さんに対し、このような言葉を投げかけるのはいけない、と自制できそうなものです。しかしそうではない、ということは、医師の中で、こうした『正常な判断をできなくさせるカラクリ』が存在するのでしょうか？『非情な医師』を生みだす、個人の医師の力ではいかようにもしがたい病理が医療業界にあるのでしょうか」

本書は、この疑問に答えようとするものですが、ここでは、態度が悪いのはがん治療医だけではないことを指摘しておきましょう。

ふだんは柔和な「かかりつけ医」に、患者さんが「生活習慣病のクスリをやめたい」と申しでるやいなや怒りだしてしまう、というエピソードは数限りなく耳にします。

そうした医師がひとりでもいた場合、同じ病院には、お手本となった医者たちがいるはずです。若い医師は、職場の先輩たちを見て育ちますから。


そして、**医師の態度が悪いと、治療面でも質が悪い。**

なぜならば人格の根本において「真摯《しんし》さ」や「謙虚さ」が欠けているので、医学知識や手技の取得においても真摯ではありえず、医学の深奥を極められないからです。

実際、日本では全体的に、医師の「質」の劣化が著しい。

それはテレビを見ればわかります。テレビに登場する医師たちの無根拠・無責任な言説は、目をおおうばかりです。

たとえば「低体温は危険」、「体温は高いほうがいい」という発言。

あるいは、タレントの検査結果から、「余命3年」などと断定する医師たち。

そういう番組を見た人たちは、驚くとともに、出演した医師たちに言われるがままに体温を上げる努力をし、健診や人間ドックを受けることになる。

しかし、このような視聴者の関心をひく発言のほとんどは、内容が真実でない。つまりウソと言えます（7章）。なぜ日本には質の悪い医師が多いのかも検討しましょう（8章）。

医学界で、データのねつ造が繰り返される理由

そして医学界には「データのねつ造」があふれている。

前述した医療情報の隠ぺいとは異なり、直接的にデータを改変する「ねつ造」です。がんや生活習慣病の「比較試験」において、ねつ造は顕著です。これらの疾患は患者数がぼう大なので、ある治療法に効果があると認められると、莫大な利益が医薬業界に流れこみます。そのため、なにがなんでも良好な試験結果をだしたいという願望が強くなるのです。

好例は「オプジーボ」でしょう。

図2 ▶ 肺がん患者の新たな比較試験の結果

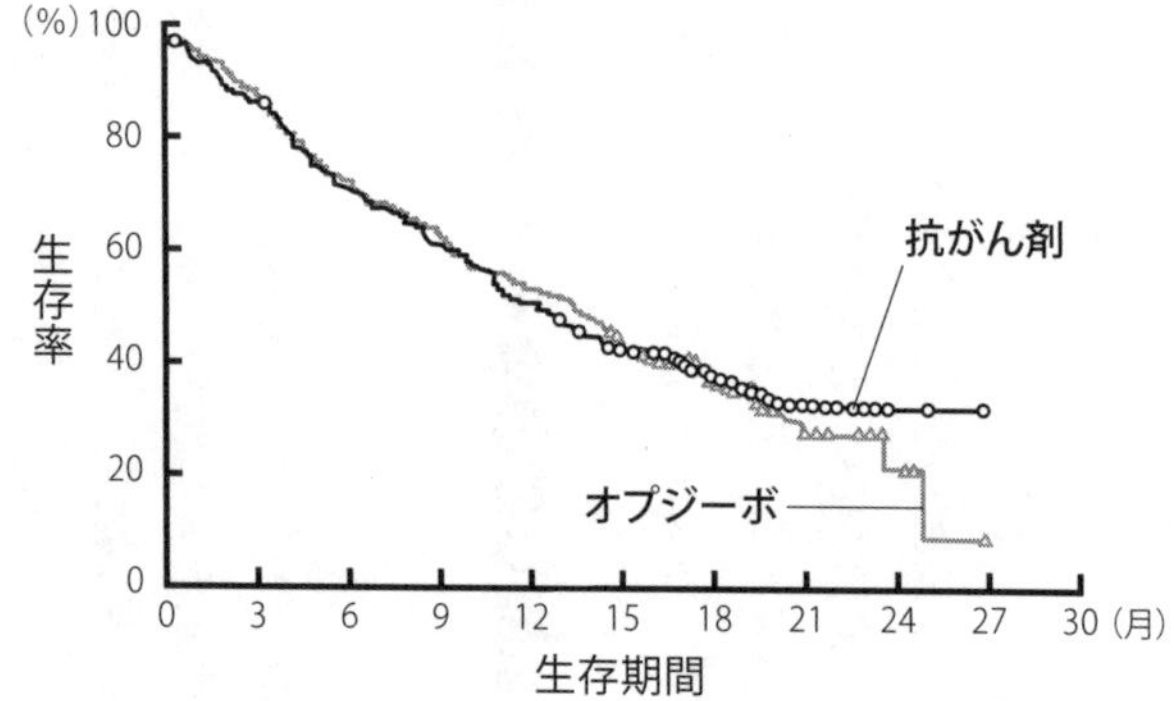

(出典:N Engl J Med 2017;376:2415)

オプジーボは、本庶佑・京大特別教授の研究から生みだされた、がんを攻撃するリンパ球の働きを強める「がん免疫療法剤」です。本庶氏がその功績により、2018年のノーベル医学生理学賞を受賞したことは記憶に新しいですね。

しかし実は、**オプジーボは「無効」で「有害」なクスリです。**

図2をご覧ください。肺がんにおける比較試験の結果です。

オプジーボと抗がん剤、それぞれの生存期間をあらわすグラフは途中まで重なっていて、最後はオプジーボのほうで死者がバタバタと生じ、グラフが急降下しています。毒性が強く、延命効果があるかどうか怪しい、と評判の悪い抗がん剤より成績が落ちるのでは……。

それなのにオプジーボは、肺がんの治療薬として承認され、厚労省によって決められた薬価は当初、1年間で3500万円！　そして開発者はノーベル賞！

どうしてオプジーボが承認されたのでしょうか。

図2のとは別の比較試験で、良好な結果が得られた、というのが理由です。しかし、そういう**比較試験には、研究者や製薬会社による「手抜き」ないし「インチキ」があります。**

具体的には6章で解説しますが、ノーベル賞選考委員会もそれを知っていて授賞を決めている。本庶氏も、ダメなクスリと知っていながら、受賞に際して、あの満面の笑み。

同様のインチキは、この30年間に承認された「がん新薬」のほとんどに見られます。つまり人びとは、インチキ薬を「標準治療薬」として投与されている、という構図があるわけです。

本書では、医師たちによる情報の隠ぺいやねつ造、あるいは無根拠・無責任な言説が、いかに診断・治療行為をねじ曲げ、人びとを不健康にし、多数の死者をだしているか、現状を明らかにしていきます。

『医者の大罪』目次

前書き

第1章 高血圧治療の大罪

第2章 糖尿病治療の大罪

第3章 基準値ビジネスの大罪

第4章 高コレステロール血症、メタボリックシンドローム、骨粗しょう症治療の大罪

第5章 がん手術の大罪

第6章 免疫療法剤・オプジーボの大罪

第7章 「健康常識」の大罪

第8章 医療界の大罪

第 1 章

高血圧治療の大罪

「高血圧は万病のもと」とはかぎらない

高血圧は、いわば生活習慣病の王様です。

日本の患者数は最低でも４３００万人。２０００万人以上が降圧剤を飲んでおり、70歳以上だと、２人に１人が服用しています（日本臨牀 2015;73:1803）。

厚労省の調査でも、あらゆる外来患者のなかで、通院理由を高血圧とする者が９％を占めていて、ダントツの一位です（平成29年患者調査）。

しかし、もっとも信頼できる研究からは、**血圧をしっかり下げると、患者さんは不健康になり、死亡率が上昇する**ことが示されています。——あとのほうで解説しますが、日本では毎年、何万人もが降圧剤のせいで死亡している計算になるのです。

以下では、医師たちが国民の目から隠そうとしている、３つの比較試験の結果を示します。

内容が信頼できる第一の試験は、高血圧治療の総本山である「日本高血圧学会」が実施した比較試験で、上の血圧が150〜180、下が90〜100という高齢者329人をあつめ、2つのグループに分けました。

片方は「降圧剤群」で、降圧の目標値を150／90未満としました。いわば「ゆるめ降圧」です。もうひとつのグループには、プラセボ（＝ニセ薬）を投与しました。

そしてクスリを2年間のませています。

試験の結果、

●降圧剤グループでは、プラセボ群にくらべ、脳梗塞の発症数が6割増し（5対8人）

●がんの発症数が4・5倍（2対9人）

となりました。

降圧剤は、その発がん性がとりざたされており、それが現実化した可能性が高い。

総死亡数は、平均追跡期間が2年と短いためか、両グループとも1人ずつでした。

もし経過観察をつづければ、がんや脳梗塞の増加が総死亡数に反映されていくことでしょう（臨床医薬 2000;16:1363）。

第二の試験は、やはり日本高血圧学会が実施したもので、上の血圧が160以上の4400人を被験者としています。2つのグループに分け、どちらにも降圧剤を飲ませましたが、目標値を「ゆるめ」と「きつめ」の2種に変えています。つまり、

【ゆるめ降圧群】上の血圧が160未満、140以上になるよう

【きつめ降圧群】上の血圧が140未満になるよう

調整しました。

結果はというと、

●きつめ降圧では、ゆるめ降圧にくらべ、脳梗塞が2割増し（30対36人）

●総死亡数は、きつめ降圧のほうが29％増し（42対54人）

となっています（Hypertens Res 2008;31:2115）。

第三の試験は、欧米26か国で共同実施された比較試験です。

この第三試験では、下の血圧が100～115という高血圧患者1万9000人弱をあつめ、3つのグループに分けて、降圧治療を実施しています。

プラセボ（ニセ薬）群はおかず、降圧目標をかえて、「ゆるめ」「きつめ」「最きつ

め」の3グループともクスリが投与されています。具体的にはそれぞれのグループが、

①下の血圧が90以下(ゆるめ降圧)
②下の血圧が85以下(きつめ降圧)
③下の血圧が80以下(最きつめ降圧)

になるよう調整しました。

その結果、

●総死亡数は、血圧を下げるほど増えた
●1万人を1年間治療した場合、①ゆるめ降圧、②きつめ降圧、③最きつめ降圧グループの総死亡数はそれぞれ、79人、82人、88人でした(Lancet 1998;351:1755)。

ゆるめ降圧と最きつめ降圧との、総死亡数の差は9人ですが、これは1万人・1年間あたりの人数なので、日本のように降圧剤を2000万人が飲んでいると、最きつめ降圧では、ゆるめ降圧にくらべて、年間1万8000人が余計に亡くなる勘定です。――降圧剤をぜんぜん飲まない人たちと比べると、その違いはもっと大きくなるでしょう。

この年間1万8000人というのは、前述した第二試験の結果から推計した、総死亡数の増加分とほぼ同じです。

実際の推計法は、拙著『このクスリがボケを生む！』（学陽書房）に詳しく載せたので繰り返しませんが、日本では、①上の血圧を140未満に下げている「きつめ降圧」の割合が、男性で3割、女性では4割にもなること、②きつめ降圧では総死亡数が29％増加することが肝腎です。

このように日本では、全員がゆるめ降圧だった場合とくらべ、きつめ降圧で毎年2万人も余計に死亡していると考えられます。そして**死亡数は、全然降圧しなかった場合と比べれば、さらに多くなるはずです。**

加えて、2000万人の残りの6割以上をしめる、ゆるめに降圧している人たちにも、第一試験から推察できるように、降圧による脳梗塞や発がんが増えているはずです。その結果、全然降圧しなかった場合とくらべ、死亡数も万単位で増えていることでしょう。

ここで、血圧が存在する理由、降圧によって総死亡数がふえるわけ、などについて検討していきましょう。降圧剤を断薬する方法については後述します（223頁）。

血圧が高いほど死亡率が低くなる

そもそも血圧はなんのためにあるのか？

からだのすみずみまで血液をとどけるためです。血液をとどける優先順位がもっとも高い臓器は「脳」です。脳細胞がきちんと働くためには、大量の酸素や栄養分（ブドウ糖）がいるのです。

脳の重さは体重の2％ですが、じつに全血液の15～20％が脳に行っている。

しかも脳は、からだの中で一番高い位置にあるため、血圧が高くないと、血液がとどかない。水道の水圧が下がると、高所の蛇口からは水が出ませんね。それと一緒です。

だから人が立っているときよりも、横になったときのほうが、血圧が下がります。平素から「からだの調節システム」は、脳に十分な血液がとどくよう、時々刻々、血圧を調整しているわけです。

では、**適切な血圧は？**

その人の動脈硬化がどの程度かによります。

動脈硬化とは、動脈の壁にカルシウムなどが沈着して硬くなり、内腔がせまくなる現象です。水道管の内側にサビがついたところを想像するとよいでしょう。高所の脳に血液をとどけるためには、動脈硬化が強いほど、高い血圧が必要になります。

動脈硬化は老化現象の一種です。

それが証拠に、高血圧と診断される人の割合は、40歳代の男性が30％に対して、70歳代では81％、女性ではそれぞれ13％と71％になっています（前掲日本臨牀）。

早い人では10代から動脈硬化の「芽」が生じ、硬化していく速度は、体質、食事、喫煙などの影響をうけます。それで人生後半になると、年齢が同じでも、上の血圧（最大血圧）が１２０の人もいれば、１８０の人もいる、というように血圧は大きく異なってきます。

ただそれは、動脈硬化の程度に応じて、からだが調節をつづけてきた結果です。各人の血圧は、高くても低くても、異常でも病気でもなく、その人の「個性」と考えられます。

でも血圧が高いと、低い人より合併症が生じやすいのでは?

その通りです。

年齢が同じでも、血圧が高い人は動脈硬化が強い。そのため小さな動脈がつまりやすく、心筋梗塞や脳卒中の発症率が高くなります。――専門家たちはそのことを強調するので、聞かされたほうは怖くなり、「クスリを飲まなくっちゃ」と思うわけです。

しかし、心筋梗塞や脳卒中を強調するのは間違いです。人が死ぬ原因は、動脈硬化だけではないからです。

日本での調査結果をみると、血圧が高いと脳卒中や循環器疾患など「心臓血管病」の死亡率は高くなりますが、がんや事故など全ての死因をふくめた「総死亡数」は大差ないのです(NIPPON DATA 80)。

医師たちがそういう事実をきちんと伝えず、心臓血管病のリスクを強調するのは、クスリを飲ませるための「情報操作」です。

しかも高齢者では、**血圧が高いほど総死亡率が低い、つまり寿命が長いという調査結果もあります。**その結果は次のようなものです。

フィンランドで、75歳以上の男女521人に、降圧剤を飲ませず様子をみた調査です。上の血圧が、①120未満、②121〜140、③141〜160、④161〜180、⑤180超、という5つのグループに分けて統計をとっています。

結果、75〜79歳では、①120未満の総死亡率が一番高く、残りの②〜⑤のグループでは、総死亡率はおおむね同じです。

これに対し80歳以上と85歳以上では、上の血圧が高いほど総死亡率が低い、つまり上の血圧が180以上で総死亡率が一番ひくいという結果になっています（Eur Heart J 1997;18:1019）。

高齢者では、上の血圧が高いのは元気な証拠であるわけです。

75歳未満では、同様の調査はないようですが、同じような結果がでる可能性は十分あります。なにしろ降圧剤で血圧を下げると、総死亡率が上がるのですから。

要するに、ふだんの血圧は、からだが必要とするから、その値になっているのです。見方を変えれば「運命」ないし「宿命」です。

肝腎なのは、クスリを飲むことで、寿命を延ばすといったように、良い方向に運命を変えることができるのか、です。

降圧剤で死亡率が上がる

この点これまで、元気な人に高血圧が見つかった場合、降圧剤をつかうと健康をそこない、死にやすくなることを見てきました。つまり運命は、悪い方向に変わるのです。

では、降圧剤でどうして健康を損なうのか。

脳に行く血液が少なくなるのが理由です。血流が少なくなった効果は、いろいろなかたちで現れます。

まず**血流が減ると、脳細胞の働きが低下する。そのため「めまいがする」「ふらつく」などの副作用症状がでてきます。**それが高じて転んだり、階段から落ちたりすると、頭を打って「頭蓋内出血」。そのまま死亡したり、開頭手術をしても寝たきりになったりして、早々と亡くなるリスクが増大します。

転倒すると、「大腿骨の骨折」も生じやすい。いまは金属製の「人工関節」を入れる手術ができるため、歩けるようになる人も多いのですが、全体としては寝た切りが増え、早死にしやすくなります。

降圧剤ではボケ症状も増える。

脳への血流が減るため、脳細胞が十分に活動できず、「頭がボーっとする」「物覚えが悪くなる」などの自覚症状が生じるのです。

それが高じると、本格的にボケたように見えるケースもでてきます。

この場合には、脳細胞自身が劣化したボケとは異なり、血流不足によって細胞機能が一時的に下がっているだけなので、断薬すればボケはなおるでしょう。ただ本人の「クスリ信仰」が強いために、家族がいろいろ言っても、クスリをやめる気にならないことがネックです。

降圧剤による究極の副作用は、脳梗塞でしょう。

血圧が下がると、脳内の血の流れがとどこおり、血管内で血がかたまりやすくなる。結果、血がかたまると、その先に血液が流れなくなり、脳細胞が酸素不足・栄養不足で死んでしまうのです。

日本の降圧治療はもともと、「脳卒中」を減らす目的で、1950年代から始められました。脳卒中のなかの「脳出血」を防止しようとしたのです。

脳出血は、脳内の細い血管が切れて血液が吹きだし、それが「血腫」となって脳組織を圧迫し、マヒを生じる病態です。その場合、血圧が高いから血管が破れたのだろうと考えて、降圧治療が始まりました。しかし、高血圧で血管が破れると考えるには無理があります。本章の最後で説明します。

ともかく今日、脳出血は少なくなって、脳卒中の大部分は脳梗塞です。他方、高血圧の人は、動脈硬化のために脳に血が行きにくくなっているから、からだの調節システムが血圧を高くしているのです。それなのに血圧を下げれば、脳梗塞がふえるのは当たり前。――脳卒中を減らそうとして始まった降圧治療が、逆に脳卒中をふやしているのは、本末転倒と言うしかありません。

医者は「ベストな血圧」を知らない

さて、これまで述べてきた「めまい・ふらつき」「ボケ症状」「脳梗塞」といった副作用は、血圧を下げたために生じたものです。つまりどんな降圧剤でも、血圧が下がれば生じうる副作用です。

これに対して、**個々の降圧剤に特有の副作用もあります。**降圧剤にはたくさんの種類があるので、ポイントをお示ししましょう。

それぞれの降圧剤によって、血圧を下げるしくみが異なるため、正常組織の反応の仕方も違ってきます。つまり副作用は、クスリの種類によって異なります。

降圧剤で生じる副作用には、劇症肝炎（肝機能の急速な低下により、意識障害などが生じて危篤になる）、横紋筋融解症（筋肉をつくっている細胞がこわれて、細胞成分が血液中に流れ出してしまう）、腎不全、ショック、意識消失、間質性肺炎（肺の間質組織が硬くなり、呼吸不全が生じる）、白血球減少など、重篤なものが少なくない。

特定のクスリの副作用を調べるには、「薬剤名」と「添付文書」というキーワードでウェブ検索しましょう。医者向けの説明書である添付文書を読むことができ、そこに副作用がいろいろ書いてあります。それを読めば、クスリをやめたくなる人がほとんどだと思います。

最後に、いくつか留意点を記しておきます。

第一に、**治療がぜひ必要な高血圧もあります。頭痛や吐き気が生じる「高血圧緊急症（悪性高血圧）」です。**治療しないと命にかかわるので、本当の病気です。

しかし、降圧剤を飲んでいる人のほとんどは、自覚症状はなくて元気で健康なのに検査で高血圧を指摘された人たちなので、この話はあてはまりません。

第二には、**血圧の目安は年齢によります。**

ご自身の年齢に「90～100」を足したものが、上の血圧の目安だと心得てください。年齢が70歳であれば、上の血圧が160～170は普通のことです。

そしてそれを超えたら、降圧治療が必要、という話にならないのは前述したとおりです。

ただ、たとえば70歳で上の血圧が常時200を超えていたらどうか。その血圧になっているのは、からだがベストと見なした結果ですから、降圧により脳梗塞などがふえる可能性もあり、降圧剤を使ったほうがいいとは言えません。

第三に、**血圧は変動しやすい。**

一日のなかでも血圧は大きく上下します。その場合に、高い値と低い値のどちらを目安にするのがいいのか、じつは何もわかっていません。そもそも健康な人の血圧を問題にして降圧剤を飲ませよう、というアイデア自体に欠陥があるからでしょう。

血圧を気にする人は、医療機関ではなく、ご自宅で計測してください。「白衣性高血圧」と呼ばれる現象があって、医療機関で医師やナースなどの前で測ると、緊張して測定値が高くでてしまうからです。

また血圧は、人間関係のストレスなどの影響を受けやすいので、高値がでたら、少し日をおいて計測しなおすとよいでしょう。

ただ一番いいのは、血圧を測らないことです。元気なときに測って高血圧を見つけても、降圧治療で得することはなにもなく、前述したように無効・有害だからです。僕も40年以上、血圧を測ったことは一度もありません。

第四に、**降圧剤を飲んでいる場合には、「合剤」かどうか確認しましょう。**合剤とは、2種類以上の成分をひとつの錠剤にまとめたクスリで、最近、その種類が増えています。降圧剤を2種類飲んでいるのと同じなので、降圧作用が強く、脳梗塞などの副作用も、クスリ自体の副作用も強くでるはずです。

最後に、**脳出血の原因が高血圧だと考えるのには無理がある、**という理由をお話しして本章を閉じましょう。

高血圧が脳出血の原因だ、という話は、敗戦後の貧困期に、秋田県など東北地方で脳出血が多発したことをきっかけに広まったようです。しかしその時期、健康人が医療機関を訪ねて検査を受ける習慣は、日本のどこにもありませんでした。ことに東北地方は貧しく、医者に診てもらう最初で最後が死亡診断書を書いてもらうとき、といった事例に事欠きませんでした。

それなのに、なぜ脳出血を起こした人が高血圧だとわかるのか。わかるはずはありません。

これは脳出血が生じたあとに、医師が往診にきて、血圧を測ったからでしょう。脳出血が起こると、出血した部位を中心として、脳組織の一部が血流不足になります。そこで、からだの調節システムは、血流不足を正そうと、血圧をあげるのでしょう。

ふだんの血圧を測ることが一般的になってからは、低血圧の人にも脳出血が生じることがわかっています。

ではなぜ、東北地方で脳出血が多発したのか。

おそらく栄養不足が原因です。戦後の貧困期には、東北の人たちは米ばかりを食べていて、タンパク質など重要な栄養素の摂取が少なかった。そのため、からだのつくりが脆弱になり、血管ももろく破れやすくなったのでしょう。

現に、戦後の復興とともに、脳出血は激減しています。食糧事情が良くなって、血管が丈夫になったためでしょう。

しかし医師たちは、こういう事実を無視して、「高血圧が脳出血の原因だ」と言い続けている。それを真にうけて、脳卒中をおそれる人たちが、降圧剤を飲んで脳梗塞を発症しているわけです。

column

減塩は寿命を縮める――血圧と減塩

■「増塩」すべき人も存在する

摂取する食塩量を減らす「減塩」は、過ぎると命を縮めます。

まずは現状分析から。

高血圧の治療に予防にと、減塩の大切さが声高に説かれています。

たとえば厚労省は、1日あたりの食塩摂取量を「男性は8g未満」、「女性は7g未満」にするよう勧告しています。

日本高血圧学会はさらに厳しく、「男女とも1日あたり6g未満」にと。――ラーメンを汁まで飲んだら6gなので、その日は食塩をそれ以上とれないことになる。なお味噌汁一杯は1～2gです。

そういう掛け声の影響でしょう、国民1人あたりの食塩摂取量はどんどん下がっています。ピークは、1950年代の17・3g。その後は1995年が13・2g、

図3 ▶「高血圧の人」の塩分摂取量と死亡率の関係

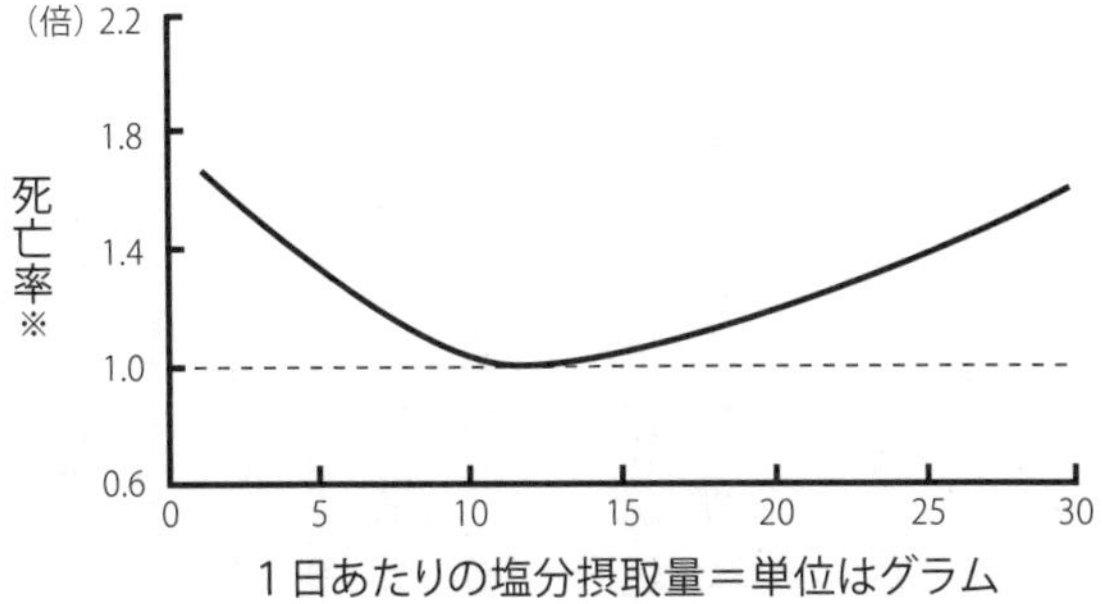

※死亡率は１日あたりの塩分摂取量10.2～12.6グラムの人の死亡率を「１」とした場合の倍率として示してある。また、死亡率には心臓血管疾患の発症率も含む

（出典：Lancet2016;388:465）

２０１４年には９・７gと、右肩さがりです（男女平均）。

ただ塩を減らして、食事のたびに味気ない思いをしている方も多いはずです。子どもも味覚には敏感です。学校給食の大量の食べ残し問題も、「減塩給食」がその一因のようです。

ところが**学問の世界では、減塩すると命を縮めるということが常識化しています。**

たとえば図3。49か国の13万３０００人を追跡調査したうち、高血圧（１４０／90以上）の人たち６万３５００人について、１日の食塩量と「総死亡率＋心臓血管病の発症率」との関係をみたものです。

グラフは「U字型」を示しており、1日の食塩量が10～12gが、いちばん危険性が低い。それより塩分量が多くなっても、少なくなっても、総死亡率や心臓血管病の発症率が上昇しています。

念のため「総死亡率だけ」をみても、やはりU字型の関係になります。

1日の食塩量が10～12gの総死亡率を「1・0」とおくと、7・5～10gでは15％増し、7・5g未満では41％増しです。

その研究では、6万9500人の高血圧ではない人たちでも、減塩の危険性が示されています。

1日の食塩量が10～12gの総死亡率を「1・0」とおくと、7・5～10gでは10％増し、7・5g未満では39％増しになっている（Lancet 2016;388:465）。

この研究からは、「1日の食塩量は10～12gが最適」ということになります。それより食塩量が増えれば、死亡する危険性が高くなるけれども、15g程度まではほぼ変わらない、また今日では、20g、30gというような量を摂る人はまずいない。

厚労省や日本高血圧学会の勧告にしたがって減塩するほうが、はるかに危険であるわけです。

２０１５年の摂取量は、男性が11・０gで、女性が9・２g。すでに女性は危険域に入っています。摂取量が少ない人には、むしろ「増塩」を勧告すべきです。

■ 減塩と降圧は無関係

なぜ高血圧と減塩とが結びつけられたのか。

原因のひとつは、国際的に進められた「インターソルト（食塩摂取量推定値）」研究でしょう（BMJ 1988;297:319）。

世界各国1万人以上のデータを集めたこの研究では、食塩摂取量が多いと血圧が高い、という傾向が示されました。それで、降圧のためには減塩だ、となったのですが、この研究には問題がいくつもあります。

ひとつは、食塩摂取量が極端に少ないグループは、ブラジル・アマゾンに暮らす「ヤノマミ族」などの狩猟採集民族です。彼らは原始的な生活をする人びとで、塩をほとんど使わないため、摂取量が最低になり、かつ、血圧も最低値を示します。

ところが、このグループを除外すると、つまり**現代的な生活をする人たちだけで調**

べると、食塩摂取量と血圧には一定の関係がみられなくなる。つまり摂取量が多くて血圧の低いケースもあれば、摂取量が少なくて血圧が高いケースもある。

そしてこの研究では、「寿命」ないし「総死亡率」が調べられていないことが大きな欠陥です。なぜなら、狩猟採集民族は平均寿命が短いからです。

たとえばヤノマミ族の平均寿命は、その研究当時は30歳程度でした。――食塩を極端に減らせという主張は、こうした事実を隠しています。

血圧と食塩摂取量の関係だけを追求すると、このように寿命の長さはそっちのけになり、短絡的な結果・結論がもたらされるのです。

減塩に関しては、比較試験もあります。高血圧の人を多数あつめて二分して、片方のグループだけに減塩食を食べてもらう研究法です。

欧米には、その種の比較試験がいくつもあるのですが、試験結果を総合すると、減塩食を食べていたグループのほうが、総死亡率が高くなっていました（Am J Hypertens 2016;29:543）。

これまで日本では、どれだけ多くの人たちが減塩で命を縮めてきたことでしょうか。

column

比較試験は信用できない

■クスリの有効性を決める「比較試験」はあてにならない

ある医療行為が有効か無効かを決めるには、一般に「比較試験」が必要です。がんや生活習慣病の新薬の効果をみるには必要不可欠と言ってもいい。

この点、新薬候補の物質は、比較試験で「有効」と判定されれば、各国政府に「新薬」として承認され、臨床現場で使われることになります。逆に「無効」と出たら、永遠に日の目を見ません。

そして承認されれば、年に数千億円の売上高になる新薬も少なくない。とすると製薬会社には、なんとしてでも比較試験で良好な結果をだしたいという願望が生じます。しかも、資金を提供して医師たちに比較試験を実施させるのは、ほかならぬ製薬会社自身です。

また、**比較試験を遂行する医師たちは、ふだんから製薬会社との金銭的な結びつき**

が強い。そして自分の患者を被験者にすれば、ひとりあたり幾らという金銭が製薬会社から支払われます。

こういう構図がある場合に、比較試験の結果を信頼できるものでしょうか。

僕はセカンドオピニオンに来られた患者さんに、よくこう尋ねます。

「製薬会社が実施した比較試験によって承認されたがん新薬を信用できますか」と。

答えは決まって、「信頼できません」です。

ならば、**ここ20年以上のあいだに承認されたがん新薬のすべてが信頼できないことになります**。「性悪説」ですね。僕は、がんや生活習慣病の新薬については、性悪説が妥当だと思います。

有効という結果がでた比較試験のどこにインチキがあるか、具体的に指摘することができます。本書では、現在もっとも話題の免疫療法剤である「オプジーボ」について、どういうインチキがあったかを指摘します（6章）。

しかし厚労省など、世界各国の行政機関は「性善説」にたち、すべての比較試験結果は信頼できるとし、どんどん新薬を承認しています。その背景には、行政機関の役人たちが製薬会社に天下りするなど、両者の密接な協調関係があるし、厚労省にいたっては、その政策をみると、国民の福祉よりも、医薬産業の発展を願っていることが明らかです。

このように現状は、製薬会社のやりたい放題なのです。

だから患者・家族は、クスリを飲まない、打たない、という自主的行動によってしか、危険を回避できません

ただし、**絶対に信頼できる比較試験もあります。研究者や製薬会社など、試験の実施主体が期待したところと逆の結果がでた場合です。**

前書きで紹介した、生活習慣病の治療に関するフィンランド試験がそうでした。

１章で取り上げた、降圧治療に関する３つの比較試験も、研究者らの期待に反した結果がでているので、信頼性はこのうえなく高いといえます。が、このうち第三試験については述べておくことがあります。

■総死亡数がもっとも大切

前述したように、欧米で実施された降圧剤の第三試験も「降圧は無効・有害」と言うしかない結果でした。しかし驚くなかれ、医者の世界では、降圧の有効性をしめした研究とされているのです。

なぜそうなるか、理由は結果を報じる論文の体裁にあります。

まず、論文の冒頭におかれた「論文要旨」に、降圧により「心臓血管病の発症数」が減ったことが書かれている。

ところが、降圧によって総死亡数がふえた事実は、「要旨」に書かれておらず、8頁からなる英文論文の本文を、目を皿のようにして読まないと、気づかない仕掛けになっています。——そのため医師のあいだには、「心臓血管病の発症が減る」という情報だけが流通しているわけです。

総死亡数とは、がん、心筋梗塞、脳卒中、事故・自殺など、あらゆる死因による死者の数を合計したものです。

どういう疾患の治療も、最終的な目的は、その疾患で死なないことではなく、「ともかく死なないこと」や「長生きすること」にあるはずです。したがって**臨床研究では、総死亡数が減るかどうかを調べるのが最善**になります。

かりに治療の副作用による死亡数が増えたとしても、すべて総死亡数のうちに含められるので、漏れがありません。

また前述した第三試験のように、心臓血管病の発症数が減ったとして論文読者をごまかそうとしても、総死亡数に着目すれば、インチキを見抜くことができます。

別の例を挙げましょう。

英国で、大腸がん検診の比較試験が行われました。

15万人の健康人を２つのグループに分け、「検診群」では「便潜血検査（便に血液が潜んでいないかどうかの検査）」を行い、異常があれば内視鏡などの精密検査を実施します。他方は、なにも検査をしない「放置群」です。

結果、大腸がんによる死亡数は、「放置群」が４２０人に対し、「検診群」は３６０人と、60人ほど少なくなっていました。

論文では、このことをもって「便潜血検査は有効」と結論づけていました。

ところが総死亡数は、放置群が1万2515人に対し、潜血検査群では1万2624人と、検査群のほうが109人も増えているのです（Lancet 1996;348:1472）。

さて結果の解釈ですが、仮に潜血検査で大腸がん死亡が60人へったとすると、その反面、手術や抗がん剤などの影響で死亡した人が169人ふえ、プラスマイナスで総死亡数が109人ふえた、ということになるでしょう。ただ後述するように（151頁以下）、検診でがん死亡が減ることはほぼありえないので、この比較試験では、医師たちによる「死因判定」が恣意的であり、その結果60人という数値が計上されたものでしょう。

大腸がん検診でも、総死亡数が一番重要なので、「便潜血検査は無効・有害」という結論になります。

しかし世の中の医師たちは、この論文を、健康人に便潜血検査を勧める根拠にしています。世の下級医たちを錯覚させるカラクリは、前述した高血圧の論文と同じです。

つまり論文要旨には、大腸がん死亡が減ったことは書かれているけれども、総死亡数が増えた事実は書かれていない。――下級医師たちは、たいてい論文本文ではなく、要旨しか読まないので、この論文は便潜血検査を実施する根拠になる、と受けとめるわけです。

もっとも総死亡数が増えた事実は、論文の本文には記されています。それで、本書でこうして紹介できるわけですが、長い本文を隅から隅まで読まないと気づかないよう工夫されています。

ただし下級医たちは、総死亡数が増える事実を知っても、大腸がん検診をやめないでしょうね。

第 2 章

糖尿病治療の大罪

血糖値を下げると死亡率が上がる

もともと糖尿病は、尿中に大量のブドウ糖が排泄され、からだが栄養不足になって、どんどん痩せていく病気でした。そのままだと命とりになるので、治療が必要です。つまり昔の治療目的は「救命」でした。

糖尿病には、血糖を下げるホルモンである「インスリン」を分泌する膵臓の細胞が死滅した「1型」と、食べすぎなどが原因で生じる「2型」があります。圧倒的多数は「2型」で、「1型」についてはコラムで解説します（74頁）。

糖尿病で治療を受けている方は日本におよそ1000万人。その予備軍も1000万人と言われています。

そんなに患者が多いのは、血糖値だけで診断するからです。

現代の「2型」糖尿病は、尿中の糖は少量もしくは全然でていないケースが大部分なのです。

いきおい糖尿病と診断する根拠は、「血糖値」つまり「血中ブドウ糖値」が高いこととなり、治療の目的も血糖値を下げることになる。血糖値を下げておくと、10年先、20年先に何か利益があるのではないか、と期待するのです。むかしのような「救命」と比べると、治療目的は相当あいまいです。

問題は、そういう2型患者の大部分は、元気で健康なことです。たまたま受けた血液検査で、糖尿病と診断されただけなのです。

はたして、そういう人たちを糖尿病と診断し治療する必要があるのか？

みなさんが知らないであろう事実があります。

クスリで血糖値をしっかり下げると、死亡率が上がる。つまり早死にしやすい。このことです。

糖尿病を理解するには、「ヘモグロビンA1c（エーワンシー）」を知る必要があります（以下、たんに「A1c」と呼ぶこともある）。

ヘモグロビンA1cは、血糖値の目安となる検査値です。

血糖値は食事の回数や量によって、一日のなかで大きく変動します。そのため、ある日、ある時刻の血糖値は、その人の病状や治療の目安にしにくい。

これに対しヘモグロビンA1cは、血中の「ヘモグロビン」というタンパク質にブドウ糖が結合したものです。ブドウ糖はゆっくり結合していくので、A1cは、採血した時点より1~2か月前のあいだの「平均的な血糖状態」をあらわします。つまりA1cが高いほど、平均的な血糖値が高かったことになる。

そして「日本糖尿病学会」が、糖尿病の診断基準としてA1cが「6・5以上」、治療目標値として「6・0未満」を採用しているのを念頭におきましょう。——学会が定めた基準だから、それら以下にすれば寿命が延びる、と思いますよね。

しかし……です。

糖尿病の9割以上をしめる「2型」患者を被験者として、米国で比較試験が実施されました。2001年に開始され、A1cが「7・7以上」の成人1万人余を対象としています。被験者は2つのグループに分けられ、片方は、各人のA1cが「7・0~7・9」になるように治療されました（ゆるめ治療群）。

他方は、A1cが「6・0未満」になるよう治療された「きつめ治療群」です。前述した日本糖尿病学会の治療目標と同じです。きつめ治療群では当然ながら、血糖降下剤やインスリンの使用頻度や強度が上がりました。

そして3・5年後に中間解析をしてみたら、「ゆるめ治療群」の総死亡数が203人に対し、「きつめ治療群」では257人と、27%増し。——「しっかり血糖値を下げるのは危険だ」として、この比較試験は中止されました（N Engl J Med 2008;358:2545）。

英国での調査データも、同じ危険性を示しています。

図4は、2型糖尿病を定期的な「インスリン注射」で治療しているケースでの、ヘモグロビンA1cと総死亡率との関係を示したものです。

この図は、治療中に達成したA1cの値によって患者たちをグループ分けし、各グループでどれほど死者がでたかをあらわしています。縦軸の「総死亡率」の目盛りは、たとえば「1・6」であれば、一番ひくいA1cグループの60%増し、ということです。

図4 ▶ ヘモグロビンA1c値と総死亡率（インスリン治療の場合）

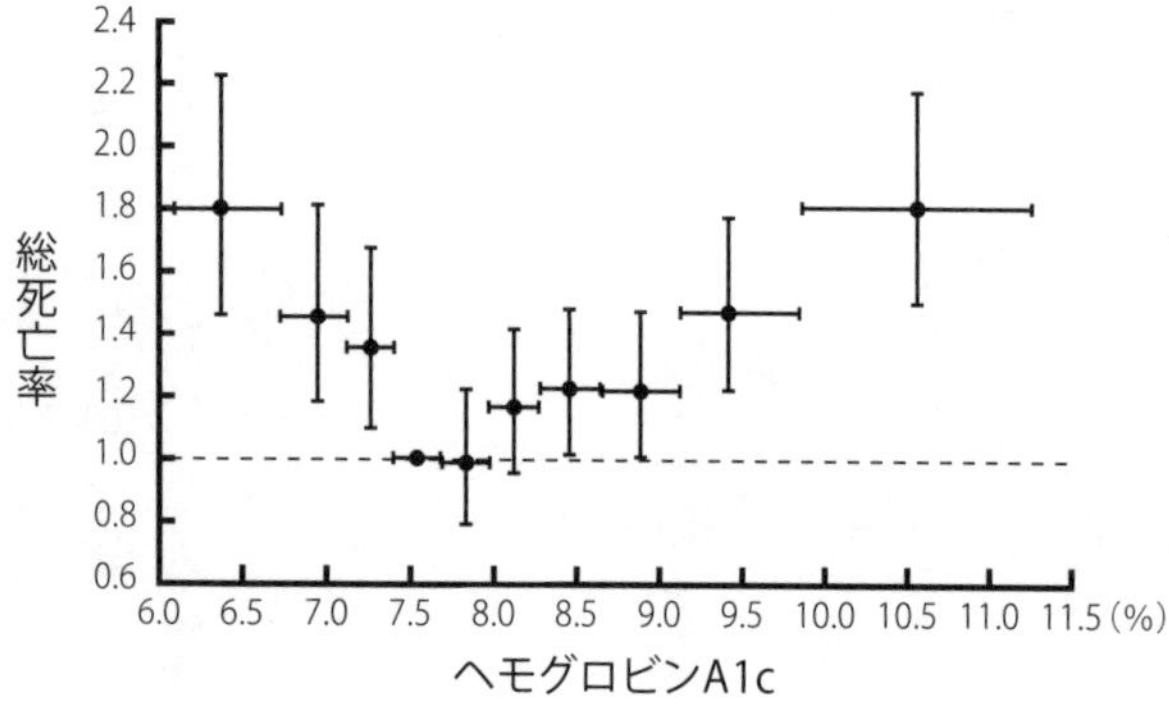

（出典：Lancet 2010;375:481）

図の死亡率は、大きくみると「U字型」をしています。**糖尿病の治療がうまくいってＡ１ｃが低くなれば、総死亡率も低くなるはずなのに、逆に上がっている。**

総死亡率が一番ひくいのは、Ａ１ｃが「７・５～８・０」付近です。これは日本だと担当医に、「治療をさぼっているでしょう」と怒られてしまうレベルです。

インスリン注射でＡ１ｃを下げるほど総死亡率が上がるというのは、治療に無理があったための「治療死」であるはずです。

ではインスリンではなく、「血糖降下剤」つまり「経口薬」で治療されている場合はどうか。

図5 ▶ ヘモグロビンA1c値と総死亡率（血糖降下剤治療の場合）

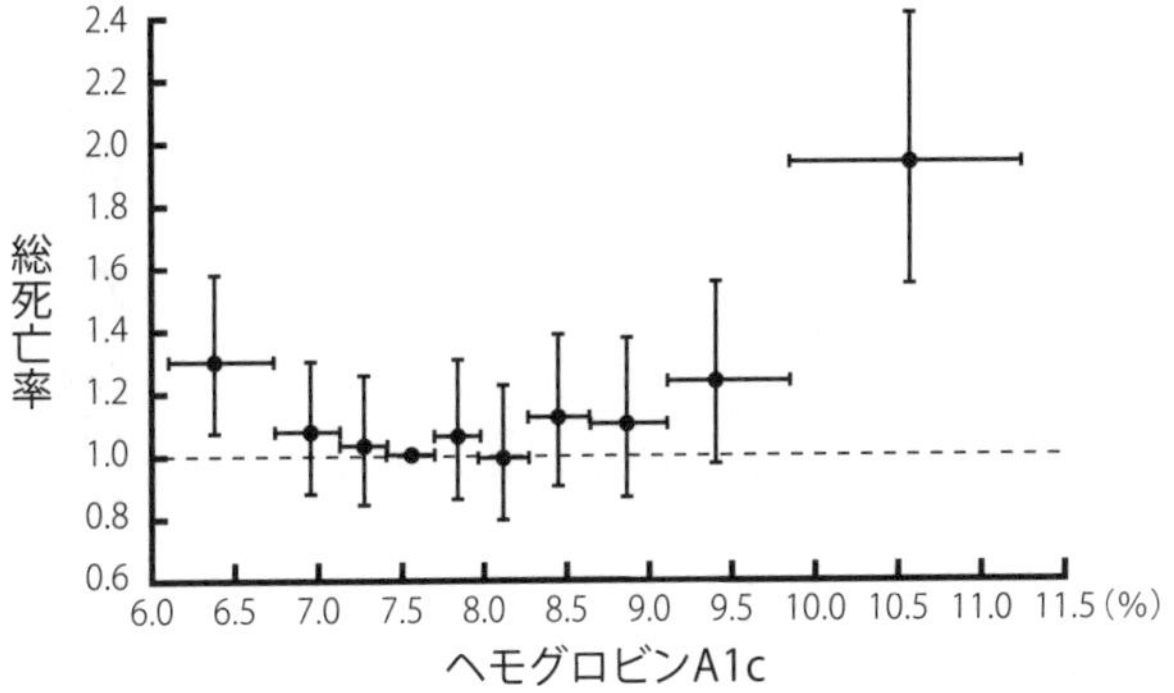

（出典：Lancet 2010;375:481）

図5は、同じく英国で、2型糖尿病のA1cと総死亡率の関係を見たものです。患者たちは、いろいろな経口薬で治療されています。

図は、インスリン注射ほどではありませんが、「U字型」に似ています。「J字型」と言ってもいいでしょう。

総死亡率が一番ひくいのは、「7・0～8・0」付近で、A1cが最低である「6・5未満」のグループでは、逆に上昇しています。——日本糖尿病学会のように、治療目標値を「6・0未満」に設定していると、それを達成したら総死亡率はさらに高くなるはずです。

「低血糖発作」が病気のもとになる

なぜ、しっかり血糖値を下げると、総死亡率が高くなるのか。

原因は「低血糖発作」でしょう。

脳細胞はその機能を維持するために、酸素以外に大量のブドウ糖を必要とします。ブドウ糖の供給がとどこおると、「ふるえ」「動悸」「吐き気」「集中力の低下」「目がかすむ」「ケイレン」「意識障害（昏睡）」など、いろいろな症状がでてきます。これが低血糖発作です。

経口薬やインスリンが効きすぎると、血糖値がゼロちかくまで落ち、低血糖発作が生じます。それが数分つづいただけで、脳細胞の一部が死ぬことがあります。そして脳細胞がたくさん死ぬと、「脳死」する人まで生じます。

低血糖発作は、A1cが高いケースでも生じることがあります。

A1cは前述のように、1～2か月間の血糖値の平均状態です。そのためA1cがいくら高くても、一時的にインスリンや血糖降下剤の効果が強くでることは避けられない。そうすると、血糖値ががくんと下がり、低血糖発作が生じうるのです。

また、A1cがすごく高いケースでは、担当医がインスリンや血糖降下剤を増量し、早く改善しようとしがちです。そのためA1cが高くても、低血糖発作がおきやすくなるわけです。

図4と図5の、A1cが高いグループでの死者のなかには、低血糖発作による死亡者が相当数ふくまれているはずです。

また、**低血糖発作は「ボケ」の原因にもなります。**正式には「痴呆」とか「認知症」と呼ばれる病態です。

低血糖発作を起こして、脳細胞の一部が死ぬ場合、発作を繰り返すと、死んだ脳細胞の数が多くなり、やがてボケ症状がでてきます（JAMA 2009;301:1565）。

降圧剤でもボケ症状が生じますが、断薬すれば脳血流が回復して、ボケから回復することが多いでしょう。しかし低血糖発作によるボケは、脳細胞が死ぬので、断薬しても良くならない、という違いがあります。

低血糖発作は、ほんのちょっとしたことで生じます。

インスリンや血糖降下剤を使用するタイミングと、食事のタイミングが、ふだんと少しズレただけで、血糖値が大きく下がって低血糖発作が起こりうるのです。また、タイミングは正しくても、食事の内容がいつもと違っていたりすると、低血糖発作につながります。

低血糖発作が生じたときに、誰かがそばにいて、救急車を呼ぶなどの措置が間にあえば救命できることもあります。しかし就寝中は、本人はもちろん、家人も低血糖発作に気づかない。それで、朝起きたときに冷たくなっているのを発見される、というパターンが多い。

低血糖発作は、入院していても生じます。

とくに、新たに糖尿病と診断された人を入院させて、食事指導やインスリンの自己注射を指導する「教育入院」は、患者にとって目新しいことばかりなので、危険がいっぱいです。

そして教育入院では、しばしば死者がでているのですが、家族や世間は気がつかない。医師たちが死因を隠ぺいするからです。

例を挙げましょう。

糖尿病治療のカラクリ――隠された「治療死」

僕の知り合いの病理医（病理診断を行う専門職の医師）が、糖尿病の教育入院患者が急死したので解剖したところ、脳や心臓などに急死原因となるような所見がなかった。それで臨床経過を加味して、「インスリン注射による低血糖発作で亡くなられたと思われる」との報告書を仕上げました。

すると担当医が飛んできて、「この報告書は遺族に見せられない」と詰め寄り、死因部分の削除を要求し、病理医はそれに応じざるを得なかったと聞きました。――担当医は遺族になんと説明したのでしょう。「糖尿病が重症だったから」と言い訳したことが考えられます。

こうして**低血糖発作で亡くなった方は、みな糖尿病で死んだことにされてしまい、**

クスリで亡くなったケースは皆無となります。つまり「事故死」なのに、「自然な経過による死亡」とされてしまうのです。――手術や抗がん剤の副作用で亡くなっても、みな「がん死」とされ、「治療死」が一件もないことになっているのと同じです。

このように糖尿病治療は危険でいっぱいですが、患者たちは呑気なものです。僕のセカンドオピニオン外来では時間が余れば、相談者がふだん飲んでいるクスリを点検していますが、糖尿病ではこんな調子です。

「血糖降下剤を飲んでいますね。血糖値はどの程度ですか」

「ヘモグロビンA1cは6・0前後です。担当医からは、糖尿病治療の優等生だと褒められています」

「あなた、6・0というのは早死にしやすいレベルですよ。血糖値が低すぎるので、クスリはやめたほうがいいですね」

別の相談者は、

「A1cは6・0程度です」と自慢そうに語るので、僕は、

「低血糖発作が生じたことはありませんか」と尋ねました。

すると特に気にした様子もなく、

「はい。年に1、2度、低血糖発作が起きています」

と、まるで能天気。

「A1cが6・0も低血糖発作も、どちらも危険です」

と説明したら、愕然としていました。

僕の外来にこられた糖尿病の患者さんはだれ一人として、クスリでA1cを下げすぎると総死亡率が上がることや、低血糖発作でボケや死ぬ危険性があることを担当医から知らされていなかった。

治療の危険度を患者に知らせない日本糖尿病学会

患者たちが治療の危険性を知らないのは、「日本糖尿病学会」が定めた、診療のための「ガイドライン」が大きな原因でしょう。

日本糖尿病学会の幹部たちは「上級医」の常として、本章で紹介したような研究結果を熟知しています。しかしガイドラインには、血糖値を下げすぎることの危険性を記さないでいる。

逆に前述したように、糖尿病の診断基準として「A1cが6・5以上」、治療目標として「A1cが6・0未満」と記しています。これでは臨床現場の医師も患者も、クスリによって「6・0未満」を目指すわけです。

以下では、元気なのに糖尿病と診断されてしまった方がたに参考となるよう、重要事項をQ&A形式で解説します。

Q 糖尿病を治療する目的は何でしょうか？

A 元気な人が採血検査で糖尿病と診断された場合、**治療の目的は、脳卒中や心筋梗塞などの「心臓血管病」を減らし、総死亡数を減少させること、つまり「延命」になります。**治療して10年後、20年後の生存率を上げることを目標とするのです。

しかし、世界中でいろいろ研究されましたが、現在まで、延命効果は証明できないでいます（Lancet 1998;352:837）。

逆に本章で示したように、しっかり治療することで死亡率が上がったという試験や研究はいくらでもあります。つまり糖尿病治療には「縮命効果」があるのです。

Q 糖尿病を治療すると、合併症を予防できると聞きますが？

A 「網膜症」「腎症」「神経障害」が三大合併症と言われています。それを**予防できるかどうか、いくつか問題があります。**

ひとつは、糖尿病の診断時点で既にこれら合併症があるケースでは、患者さんの意識や意欲の問題もあって、治療によって進行を食い止められるかどうか……。前述したように、インスリンなどのクスリに頼ると、早死にする可能性があります。

第二には、糖尿病と診断された時点で、これら合併症がない人では、クスリでA1cをしっかり下げると、合併症がでてくるのをある程度、予防できそうです。——低血糖発作やクスリの副作用で死ななければ、という条件つきですが……。

Q クスリの副作用を教えてください。

A インスリンは、もともと人体にあるホルモンを模倣したものなので、低血糖発作とショック以外の副作用はほぼありません。これに対し**経口薬は、低血糖発作以外に、クスリ固有の副作用が多々あります。**

たとえば売上高上位の「ジャヌビア」は、急性膵炎、間質性肺炎、急性腎障害などです。ウェブで、「薬剤名×添付文書」検索すると、副作用情報が書かれている医者向けの説明文書が閲覧できます。

ただし発がんに関しては、注意が必要です。日本で開発された「アクトス」は、発がん性を理由として、米国で集団訴訟をおこされ、製造元の武田薬品は2800億円を支払っています。しかし添付文書には、そういう事実は記載されていません。

Q 理想的な血糖値はどの程度ですか?

A インスリンや経口薬を使う場合と、クスリを使わない場合とに分けて考えましょう。

クスリで血糖値を下げる場合には、本章で述べてきたように、ヘモグロビンＡ１ｃを下げすぎると、低血糖発作が生じやすい。それでＡ１ｃは「７・０」～「８・０」に保つのがよいでしょう。

これに対しクスリに頼らず、食事療法や運動療法で血糖値を下げる場合には、低血糖発作の危険はないので、Ａ１ｃをもっと下げても大丈夫です。参考になるデータがあります。

ヘモグロビンＡ１ｃと「心臓血管病の発症率」との関係をみた、日本での研究です。

糖尿病ではない46～80歳までの男女、約３万人を９年ちかく追跡調査したところ、Ａ１ｃが「５・７」前後の人たちが、心臓血管病の発症率が最低でした。つまり、それよりＡ１ｃが高くなるにつれて発症率が高くなっていきますが、逆にＡ１ｃが低くなるにつれても、発症率が高くなっていきます（Medicine 2015;94:e785）。

するとクスリを使わない場合、Ａ１ｃが「５・７」を目指すのがいいのか。

心臓血管病の発症率との関係では、そう言えます。しかし懸念があります。

それは、この論文には総死亡数のデータが載っていないことです。

3万人のだれに心臓血管病が発症したかを調べるよりも、だれが亡くなったかを調べるほうが単純なので、総死亡数が書かれていないのは奇妙なことです。

したがって「A1c5・7」を目指す場合、心臓血管病の発症率は減っても、総死亡数が増える可能性が残っていることに注意すべきです。

Q 糖質制限食は効果的ですか？

A 三大栄養素のひとつである炭水化物には、ブドウ糖などの「糖質」と、「食物繊維」が含まれます。そのうち糖質の摂取量を減らす「糖質制限食」は、「肥満」や「糖尿病」での減量法として人気を集めています。

糖質制限食は、ビア樽型の肥満や、ヘモグロビンA1cがきわめて高い糖尿病では、体重を減らし、A1cを下げる効果があるので、一定の合理性があると思います。

しかし続けていると、どんどん痩せていくので、死亡する危険性がでてきます。

日本人の男女における、痩せ具合ないし太り具合と総死亡率の関係を4章で解説するので、痩せすぎないよう心掛けてください。

とくに、**肥満や糖尿病がない人では、糖質制限食は危険です。**

たとえば米国で、1万5000人を25年前後にわたり追跡調査した研究では、人の摂取総カロリーに占める「炭水化物」の割合が50%の人が、総死亡率が一番低く、占める割合がそれより高くても低くても、総死亡率が上昇しました。

なお炭水化物の摂取量が少ないということは通常、糖質の摂取量が少ないということです。この研究では、炭水化物の割合が高い人たちより、低い人たちのほうが、総死亡率は顕著に上昇していましたが、理由は不明です。なお炭水化物が総カロリーの20%だと、総死亡率は50%増しです（Lancet Public Health 2018;3:e419e428）。

別の米国での、健康な13万人の追跡調査でも、炭水化物の摂取量を減らすことの危険性が指摘されています（Ann Intern Med 2010;153:289）。

以上みてきたように、糖尿病を治療することには無理や矛盾が多い。そうなる原因を考えてみると、そもそも健康な人を糖尿病と診断することに無理があるのではないか。

次章では、糖尿病と診断するための「基準値」の問題を取り上げましょう。

column

かつて「蜜尿病」と呼ばれた糖尿病

糖尿病は日本ではむかし「蜜尿病」と言いました。文字通り尿が蜜のように甘かったわけです（糖尿病 2006;49:633）。医者は、患者の尿をなめて診断したのです。英語名の「ダイアビーティス メリィタス」も、「甘い尿がたくさんでる病気」という意味です。なお尿は原則無菌なので、清潔です。

前述したように、**糖尿病には「1型」と「2型」がありますが、1型のすべては蜜尿病です**。

1型は、ウイルス感染などをきっかけとして、リンパ球が膵臓の「インスリン分泌細胞」を攻撃する「自己免疫反応」によって起こり、インスリンがまったく分泌されなくなります。

そのため、「口渇、多飲、多尿、体重減少」という典型的な4症状がでます。因果はこうです。

まず、インスリンがでない結果、血糖値がきわめて高くなるので、腎臓において、ブドウ糖があふれるように尿中にでていきます。そのときブドウ糖と一緒に、血液中の水分が尿中に引っぱりこまれる（多尿）。

そのため、からだの水分量が減り、のどが渇き（口渇）、水分を摂取するようになる（多飲）。その結果、またブドウ糖とともに大量の水が尿中に排泄される。――この悪循環を繰り返しているうちに、からだの栄養分が失われ、体重が減っていくのです。

このような自覚症状がでる蜜尿病では、体重がどんどん落ちて、からだは酸性にかたむき、やがて意識障害がでて死亡します。したがって、早急な治療が必要です。

1型糖尿病の場合には、インスリン注射を一生つづける必要があります。インスリンが未発見の時代には、患者さんはバタバタなくなっていました。

現代における糖尿病患者は、9割以上が「2型」です。

これは主として、長年にわたる過剰な糖質摂取が原因で生じます。しかし、体質

（遺伝）の影響もあるようです。つまり、同じような食生活をしていても、発病する人と、しない人に分かれます。

２型の重症度はさまざまです。①蜜尿病の４症状を呈するケース、②蜜尿病ではないが、網膜症などの合併症や細菌感染症を発症するケース、③自覚症状はなくて元気だが、血液検査をきっかけとして発見されたケースがあります。

このうち①と②は治療を受けたほうがいい。低血糖発作に気をつけてですが……。

問題は③の、自覚症状がない場合です。元気で健康だったけれども、健診などで異常値を指摘され、精密検査で糖尿病のレッテルを貼られた人たちです。日本の糖尿病患者は、このタイプが圧倒的多数です。

この人たちを「糖尿病」と呼ぶのは、ある意味不当です。かりに尿に糖がでていても、わずかだからです。誇大広告ならぬ「誇大病名」です。本格的な糖尿病かと勘違いさせることが目的でしょう。

そして「糖尿病」と診断された人たちは、クスリ漬けになりやすく、早死にする人がでてきます。２章で述べたように、治療しても寿命が延びるという証拠はなく、死亡率が上がることは確実です。

このタイプの糖尿病は、老化現象の一種でしょう。年をとるにしたがい、インスリンを分泌する膵臓も多少くたびれてくる、くたびれ方には個人差がある、と考えれば足ります。

したがってこれらは「病気」ではなく、「単純高血糖状態」と呼ぶのがふさわしい。**検査値だけで「糖尿病」と診断するのは、高血圧や高脂血症と同じく、誤りです**（3章）。

結局、単純高血糖状態は、検査を受けないで発見しないのが、一番安全に長生きできます。

しかしそれでは、2000万人ともいわれる「糖尿病人口」のほとんどが雲散霧消してしまい、日本糖尿病学会や医師たちは「商売あがったり」です。

危険な「診断基準値」や「治療目標値」の創設・維持につとめるのも、結局は「医は算術」だからです。その犠牲になって日本で、世界で、数百万、数千万という人たちが早死にしてきて、それは現在も続いています。

第 3 章

基準値ビジネスの大罪

基準値外＝病気とされる「健康診断」

糖尿病や高コレステロール血症など、生活習慣病のそれぞれには、千万単位の「患者」が存在しています。

とくに多いのは高血圧で、70代の男性だと81％、女性だと71％が高血圧と診断され、過半が降圧剤を飲んでいる。日本人は根がまじめな国民なので、クスリの服用率はおそらく世界一でしょう。

他方で私たちは前述したように、世界のなかで最長寿。世界一健康とも言えるわけです。**世界一健康なのに、高血圧患者がこれだけ多いのは矛盾しています。**

矛盾が生じる原因は、高血圧と診断するための「基準値」にあります。基準値がきわめて低く設定されているため、健康な人の多くが高血圧患者にされてしまうのです。

糖尿病や高コレステロール血症など、他の生活習慣病も、同じ構造があります。

本章では、基準値が決められた経緯を点検し、上級医たちの非道を指摘しますが、最初に、基準値の本来の意味を少しだけ。

そもそも基準値とは、正常と異常の境目となる数値です。「それを超えたら病気」という意味はなく、病気を見つけるための手掛かりとなる数値でした。

腎機能や肝機能などの血液検査では、健康人の５％が異常と判定されるように基準値が決められ、「異常値がでたら、どこかに病気が存在している可能性が、正常値の場合よりも高くなる」とされていました。

ところが**生活習慣病の領域では、「基準値を外れたら、即、病気」とされます。――これは科学的・医学的にはありえない考え方です。**

このことを念頭に、高血圧から見ていきましょう。

ずっと以前は欧米諸国に、高血圧を治療しなければならない、という考えはなかった。というよりも、一部の疾患では血圧が高いほうが好ましい、とさえ考えられていたようです。

日本を第二次世界大戦に引きずり込んだ米国のルーズベルト大統領は、１９４４年の血圧が260／160！　しかし治療はなされず、再選にむけて遊説を続けていました。そして翌年には、血圧が300／190！　この後、脳卒中で亡くなりました。

これは極端としても、米国で高血圧治療がはじまったのは、「利尿剤」に血圧を下げる効果があることが分かった1950年代になってからです。

しかし当初、高血圧と診断するための統一的な基準値はなかった。

僕が医師になった1973年頃は、「上の血圧の上限は、その人の年齢に90を足したものだ」、「いや、100を足すのがよい」などと争いがありました。

つまり医師たちは、血圧が高くなることは老化現象である、と認めていたわけです。

WHOが仕組んだ医者と製薬会社の出来レース

風潮が変わったのは、「世界保健機関WHO」が1978年に「基準値」を定めてからです。

各人の年齢とは関係なく一律に、上の血圧が160以上、もしくは、下の血圧が95

以上を高血圧としました。——年齢を考慮しないのは、血圧の上昇が老化現象であることを無視しています。

そのうえ、血圧をクスリで下げたらより健康になるとか、寿命が延びるというデータや研究は不存在でした。——「高血圧の基準はこのあたりにしておこうか」という、世界的上級医たちによる「談合」的な決定だったのです。

ただ実害は少なかったはずです。

というのも例えば「年齢に90をプラス」という考え方からみれば、「160」というのは70歳の基準値です。当時、世界的にも日本にも、70歳以上の人口は少なかったので、高血圧と診断された人も少なかったはずです。

それから20年、基準値は動きます。

1999年に、WHOは「140/90」という新しい基準値を決定・発表したのです。

この基準値にもそれを正当化する根拠はなかった。というよりも逆に、この基準値にそって降圧すると死者が増えるという、しっかりした比較試験結果がありました。

欧米で共同実施された比較試験がそれです（1章の第三試験。Lancet 1998;351:1755)。この試験は、下の血圧を目安にして降圧し、心臓血管病を減らすことを目指しました。しかし結果は、①総死亡数が増えてしまい、②日本にあてはめると降圧によって年間2万人もが余計に亡くなる計算になりました（27頁）。

驚くべきことに、欧米の上級医たちは、この試験を、①降圧治療が妥当であることと、②基準値を変更することの根拠として用いています。——心臓血管病が減ったから、というのですが、総死亡数が増えたことは無視しています。

これは、上級医たちと製薬会社による出来レースです。少し説明しましょう。

この比較試験の論文には、共同著者として10人の名前があります。そのうち2人は「アストラ社」という製薬会社の社員です（イギリスの巨大製薬会社「アストラゼネカ」の前身）。

つまりこの比較試験は、アストラ社が提供した資金によって実施され、実行委員会にも製薬会社の社員が2人加わっている。特筆すべきは、共同著者の一人、イタリア人医師のザンチェッティでしょう。

彼はミラノ大学医学部教授で、「欧州高血圧学会」を創設した、その方面の大ボスです。19の製薬会社から研究費や顧問料をもらい、製薬会社によって創設された500床の入院ベッドをもつ私立研究所の所長でもあった。つまり、製薬会社の社員のような地位にあったわけです（Seattle Times June 26,2005）。

そして1999年、新基準値を決めたWHOの「検討委員会」では、ザンチェッティが委員長をつとめ、18人の委員のうち1人以外は全員、製薬会社と金銭的なつながりがあった。

またザンチェッティは、前述した比較試験の論文の共同著者の一人でした。つまり、降圧によって総死亡数が増える、下の血圧の目標値を「80」にするのが一番危ない、という試験結果を知っていました。

ところが新基準値を発表する席上で、ザンチェッティ委員長は、「下の血圧は80が理想的で、それ以上は不健康だ」と述べています。降圧の目標値を「90」という基準値よりも下げろ、危険でも構わないから下げろ、と言わんばかりです。

なぜＷＨＯは、このような仕業を許したのか？

製薬会社との金銭的なつながりが理由でしょう。

ＷＨＯは１９４８年に創設された、世界各国からの拠出金で運営される組織です。当初は、天然痘や小児マヒなど、感染症の撲滅に力をそそいでいたので、病者や弱者の味方、という見方が定着しました。

ところが活動範囲が広がると、慢性的な資金不足におちいり、製薬会社からの寄付金に多くを頼るようになった。その結果、政策面でも製薬会社の顔色をうかがうようになった、という歴史があります。

この新基準値にしても、58か国の１０００人ちかくの専門家が署名して反対したのですが、ＷＨＯは決定を取り下げませんでした。

新基準値の影響はすさまじく、たとえば米国では、年間３０００億円だった降圧剤の売り上げが、年間１兆６３００億円と、５倍以上になりました。

医学的根拠を無視した日本高血圧学会

日本もＷＨＯに追従し、翌年に「日本高血圧学会」がＷＨＯの「１４０／90」を採用しました。その結果、降圧剤の売り上げは、年間２０００億円から1兆円超に急増しています。

しかし日本にも、この新基準値を正当化するデータや試験結果はなかった。逆に日本の比較試験では、1章で紹介したように、降圧したら脳梗塞と発がんケースが増えることが分かっていました（第一試験、25頁）。

それなのに**新基準値を採用したについては、高血圧患者と薬剤の売上高を増やそうという目的しか見てとれない。**――基準値を決める上級医たちは、ここまでするのです。

ただ日本高血圧学会も、新基準値の根拠となるデータがないことに気が引けたのか、新たな比較試験を始めました。データ的根拠をつくりだそう、ということでしょう。――ところが、新基準値よりも血圧を下げると、総死亡数が増える結果になってしまった（第二試験、26頁）。

そういう結果にもかかわらず、日本高血圧学会は基準値を変更せず、「１４０／90」のままにしています。結果、毎年2万人以上が、降圧剤のために命を落としている計算です（27頁）。――日本高血圧学会は国民に向かって、「クスリは飲んでくださいね。死んでもいいから」と言っているようなものです。

事態はさらに悪化しています。

2019年4月に高血圧学会は、ガイドラインを改訂し、上の血圧の「治療目標値」を130未満に切り下げたのです。――これまで以上にクスリを飲む人と、総死亡数が増えることになります。くわしくは本章の章末コラムで検討しましょう。

糖尿病の診断基準の落とし穴

糖尿病の診断基準にも欠陥があります。

以下では、健康な人が採血検査で高血糖を指摘された場合を解説し、蜜尿病や、腎障害などの合併症があるケースは除外します。

糖尿病は、①血糖値、②ブドウ糖負荷、③ヘモグロビンA1cの組み合わせによっ

て診断されますが、どの項目にも欠陥があります。

それぞれ基準となる値が、世界の上級医たちによって、いわば土建屋の談合のように決められているのです。健康人と糖尿病とを区別するための、根拠となるデータがないからです。

最初に、①空腹時の血糖値を検討しましょう。

現在、空腹時血糖値の基準値は「126以上」で、それに該当すると「糖尿病型」と判定されます。しかし1999年より前は、基準値は「140以上」でした。

140以上を正当化する根拠データはなかったので、「126以上」を妥当とする根拠ももちろんなかった。しかし「日本糖尿病学会」は、談合のようにして基準値を変更したわけです（糖尿病 1999;42:385）。

なぜ「126」か。「140」の1割に当たる「14」を差し引いたのが「126」なんですね。――まるでバーゲンの値付けのようですが、実際にも、バーゲンと基準値には共通点があります。――どちらも、値を下げるとお客（患者）が増える。

②ブドウ糖負荷試験とはなにか。

これは「75gのブドウ糖」を一気に飲ませて、2時間後の血糖値を測り、それが「200」以上だったら「糖尿病型」と診断します。

問題は、年齢や体重に関係なく、75gのブドウ糖を飲ませることです。たとえば体重が200kgの若い相撲とりでも、40kgに満たない高齢女性でも、同じ量を飲ませるのです。

しかし年齢や体重が違えば、ブドウ糖が処理されるスピードが違います。やせた高齢者でブドウ糖の処理が遅れた場合、それは「老化現象」であって、「病気」と目する必要はない。

このように一律に75gを飲ませるのは、原理的に間違いです。科学的・論理的には理解できない仕業です。

そして③ヘモグロビンA1c。

2章で紹介したように、これが「6・5以上」だと「糖尿病型」とされ、治療目標は「6・0未満」ですが、どちらにも根拠がない。

というよりも2章でみたように、薬物で治療した場合、「6・5未満」にすると総死亡率が上昇します。経口剤の場合、総死亡率がもっとも低いのは、ヘモグロビンA1cが「7・0~8・0」の範囲です。

とすれば、「6・5以上」を「糖尿病型」とする現行の診断基準は間違っていると言わざるをえない。


こうして、①②③の診断基準はすべて間違いです。それを金科玉条として糖尿病と診断し、治療を推進する日本糖尿病学会や医師たちの頭の中はどうなっているのでしょうか。

そういう診断・治療のために、どれほど多くの健康人がクスリの副作用や低血糖発作で死亡したことか。何も知らされず治療対象となっている1000万人にもおよぶ人たちがあわれです。


高血圧や糖尿病の基準値には、無理や矛盾があることを見てきました。

それなのに医師たちが基準値を死守しようとするのは、自分たちの生活の糧を維持するために違いない。**生活習慣病の基準値は、医薬産業にとって最高に優秀なビジネ**

ス・ツールなのです。

次章では、高コレステロール血症その他の生活習慣病について検討します。

column

高血圧の新基準で死者が増える

日本高血圧学会は2019年4月に高血圧の基準を定める「ガイドライン」を改訂しました。

注目ポイントは、「降圧目標」を「130/80未満」に切り下げたことです。

この切り下げにより日本では、多くの方がたが降圧治療の副作用で亡くなるはずです。その理由を解説しましょう。

■副作用による死者が増える

これまで、健康な人びとの高血圧の「基準値」は、「140/90以上」であり、「降圧目標」は「140/90未満」でした。

日本での比較試験では、この降圧目標にそって血圧を下げると、総死亡数が増えることが示されています。——推計では、全国で毎年2万人以上が降圧の副作用で亡くなっている（27頁）。

降圧目標が「140／90未満」でもそうなので、「130／80未満」に切り下げたら、死者が恐ろしいほど増えるはずです。大規模な比較試験では、下の血圧を「80」を目標にして下げたグループの総死亡数がいちばん多かったことは前述しました（27頁）。

■基準値を切り下げたのと同じ

このガイドラインでは、高血圧の基準値は「140／90」を維持するとしています。

しかし治療目標は「130／80未満」にするので、一人でも多くにクスリを飲ませたい下級医たちは、「基準値自体を切り下げたのも同然」とみなすでしょう。

従来は、「130／80」から「140／90」のあいだの人たちは、降圧治療を免れていたのに、今後は「治療目標が130／80未満だから」と、降圧剤を飲まされることになります。

この変更により、降圧剤の対象人口が2000万人以上ふえると見られています。

2000年の基準値変更では、高血圧人口が一晩で2100万人ふえました。医師や製薬会社の「夢よ、ふたたび」です。

■降圧目標を変更する根拠はない

日本には、降圧目標を「130／80未満」に切り下げたら寿命がのびる、というデータはありません。前述したように「140／90未満」でも総死亡数が増えてしまうので、根拠データが存在しないのは当然です。

では、なにを根拠に切り下げたのか。

海外での動きに追従したものです。とくに米国が、2017年に高血圧のガイドラインを改訂したことが大きく影響しています。

しかし改訂された米国ガイドラインでは、「130／80」から「140／90」のあいだ、かつ、「心臓血管病、糖尿病、慢性腎疾患」などがある人たちは治療しろ、と言っているだけです。その血圧レベルでも、健康な人たちには降圧剤による治療を勧めていない。

ところが**日本のガイドライン改訂では、健康な人たちの「治療目標」が変更された。**

——これは「米国に見習う」という口実のもと、日本独自の「患者増産策」に出たものです。根拠データもないのに。

■米国ガイドラインの根拠データにも問題がある

その米国では、主として2つの研究をガイドラインの変更根拠としています。

しかし、どちらの研究にも、変更根拠にしがたい欠陥があります。順にみていきましょう。

ひとつは「スプリント試験」という比較試験です（N Engl J Med 2015;373:2103）。

これは上の血圧が「130〜180」で、慢性腎臓病をもつなど「心臓血管病のリスクが高い人たち」を集めて実施した比較試験です。結果、血圧を「130未満」にすると心臓血管病の発症頻度が減る、とされました。

しかし論文中のグラフをみると、心臓血管病の発症頻度が減りだすのは、試験開始後1年以上たってからです。――もし心臓血管病が高血圧の影響で生じるとすれば、血圧が下がれば直ぐに発症数が減りだすはずです。実際にも血圧は、直ぐに大きく下がっています。

それなのに1年以上たってからクスリの効果が現れるという結果は、比較試験に際して欠陥ないしインチキがあった証拠になります。

いずれにしても、病気もちで「心臓血管病のリスクが高い人たち」を対象としたこの比較試験結果を、日本の健康人に適用することはできないわけです。しかし、米国にならって日本のガイドラインを改訂したということは、この比較試験結果を日本の健康人に適用するに等しい。

もうひとつの研究は、これまで実施された世界中の、１２３件の比較試験の結果を集計したものです（Lancet 2016;387:957）。

しかし集計対象となった個々の比較試験は、治療開始前の血圧レベルや、降圧目標がマチマチ、バラバラです。そして降圧目標を「１３０未満」とした比較試験はごくわずか。どういう集計をして、どういう計算をしたのかも、ブラックボックス化していて不明です。

データのねつ造や隠ぺいが横行する医薬産業の現状にかんがみ、こういう集計結果を信じろというのは無理があります。

今回のガイドライン改訂により、日本では前にもまして多数の健康人が降圧剤を飲まされ、転倒、ボケ、脳梗塞などの副作用に苦しみ、総死亡数もこれまで以上に増えることになります。

それなのに改訂を実行したのは、客観的には「君たちは死んでもいいから、病院通いを始めて、クスリを飲んで、医療の世界にお金を落としていってね」ということです。――内外の論文に通じている日本高血圧学会の幹部たちは、主観的にもそう考えているのでしょう。

column

クスリを飲むと脳梗塞になる

1章では、降圧剤で脳梗塞が生じることを解説しました。僕の身近で生じた、とても悔いがのこる実際例を紹介しましょう。

80代前半のT子さんはご近所さんで、体調やクスリのことなど、ワイフを通じて聞いていました。

彼女には、不整脈と高血圧があり、内科のクリニックで、血液サラサラのクスリと降圧剤を処方されています。前者は、不整脈により心臓の中に血栓ができて、それが脳に飛んで脳梗塞になるのを予防する目的です。こういう組み合わせの処方はよく見られますが、降圧剤を使うと脳梗塞が起きやすいので、一種の矛盾があるわけです。

さて2019年の春、事務所にいた僕にワイフから「T子さんの具合が悪いから来てくれ」と電話があり、彼女の自宅に駆けつけました。

T子さんには、めまいや動悸があって、手足にはむくみ（浮腫）がありました。

クスリを点検すると、血液サラサラのクスリのほか、降圧剤が2種類。1種類では血圧が下がらないので、もうひとつ追加されたものでしょう。――めまい、動悸は降圧剤の副作用で説明できますが、むくみも副作用であろうと判断しました。しばしば浮腫を起こす降圧剤が使われていたからです。

処方薬のなかには「利尿剤」もありました。からだから水分を抜いて、むくみを取る目的でしょう。しかしこの処方の仕方には、問題があります。

ひとつは、むくみが降圧剤の副作用であることはほぼ確実なので、降圧剤をやめてみるのが原則です。1章で述べたように、降圧治療は無意味・有害ですし。

ところが、**副作用と思われる症状が起きた場合に、休薬を指示する医師は、日本には非常に少ない**。圧倒的多数は、症状を止めるために別のクスリを処方しようとします。T子さんの主治医もそうでした。

別の問題は、利尿剤は一般に、降圧剤としても使われることです。T子さんは降圧剤を、都合3種類飲んでいる勘定になります。

僕はT子さんに、

「いま体調が悪いのは、クスリの副作用でしょう。めまいや動悸、むくみなどの症状は、ぜんぶ降圧剤の副作用で説明できます。こんなにたくさん降圧剤を飲んでいたら、転倒したり、脳梗塞が生じたりして危険です。いま飲んでいるクスリで必要なものはひとつもないから、全部やめたほうがいい」と言いました。

彼女は納得したようです。

ところが翌日、T子さんの親族から、彼女が入院したとの連絡がありました。介護保険の「要支援」サービスでナースが巡回してきて、受診を勧められた。そしてクリニックへ行くと、医師は総合病院と連絡をとって、緊急入院させたのだとか。

1週間後、「T子さんに脳梗塞が生じて、意識不明になった」との連絡をうけました。命はとりとめましたが、一生ねたきりになるはずの重症度です。

T子さんには入院後に、利尿剤が点滴でも使われました。点滴だと、経口薬とくらべて、利尿作用も降圧作用も強くでます。そのため、①からだが脱水状態になり、②血圧もさらに下がり、脳血管のなかで血がかたまりやすくなったのだと思われます。

T子さんほど念入りに降圧剤が使われなくても、**脳梗塞は1剤でも生じます。日本では不要な降圧剤によって、無数の悲劇が生まれています。**

第 4 章

高コレステロール血症、メタボリックシンドローム、骨粗しょう症治療の大罪

高血圧や糖尿病のほかにも、生活習慣病はいろいろありますが、構図はまったく同じです。検査値が高くても「健康人」なのに、医師に「病気だ」と診断され、病院通いが始まるわけです。

そうやって「患者」にされる人数の多い、高コレステロール血症、メタボリックシンドローム、骨粗しょう症について見ていきましょう。

高コレステロール血症

「血中コレステロール」は毒ではない

高コレステロール血症（高脂血症）は近年、「脂質異常症」と呼ばれるようになり、その患者は、4200万人にものぼります（心臓 2011;43:1310）。

脂質異常症には、「中性脂肪値」が高い人も含まれますが、メインは高コレステロール血症で、1300万人以上が「コレステロール低下薬」を飲んでいます。クスリで動脈硬化が予防でき、脳卒中などの心臓血管病を減らすというのが能書きです。

それは本当なのか。

コレステロール低下薬の代表格は「スタチン製剤」です。

最初に製品化された「プラバスタチン」は日本人が発見し、一時はノーベル賞の呼び声も高く、90年代の最盛期には、日本だけで年間1850億円も処方されました。

しかし**このクスリは、コレステロール値が下がることだけを根拠に、発売されたものです。つまり、総死亡数の減少が示されていなかった。**

そうするうちに北欧で、心臓病の患者たちにスタチン剤を投与したら、総死亡数が少し減少したという比較試験が現れました。「シンバスタチン」とプラセボ（ニセ薬）を比べたものです（Lancet 1994;344:1383）。

しかしこの試験は、①製薬会社が資金を提供して実施しており、②試験実施委員会に製薬会社の社員が加わっていて、③試験結果の解析も製薬会社が実行しています。

——これでは信用性はゼロに等しい。

コレステロール関連の比較試験に対しては、近年、欧米社会で懐疑心が高まり、試

験の実施状況を監視するようになりました。するると、新たに行われた比較試験では、良い結果がさっぱり得られなくなり、逆の結果がでるようにもなった。

ここで取り上げるのは欧州で実施された「大動脈弁狭窄症」患者を対象とした試験です。

大動脈弁というのは、心臓から大動脈への「出口」にある扉のようなものです。そこに動脈硬化が起こると、出口が狭くなって、心筋梗塞や脳卒中などの「心臓血管病」が増えます。そこでコレステロール低下薬により、心臓血管病が減るのではないかと期待されたのです。

比較試験では、1800人余の患者を2分して、片方には「プラセボ」(ニセ薬)を飲ませました。「放置群」です。

他方には、前に述べたシンバスタチンのほか、別の強力なコレステロール低下薬である「エゼチミブ」も一緒に飲ませました。「治療群」です。

そして数年後に調べたところ、治療群では、「悪玉コレステロール」の値が50%も減っていました。そして心臓血管病による死亡数は、56人、対、47人と、治療群が少し減った印象です。

ところが、がん死は、23人、対、39人と、治療群ではっきり増えてしまった。そして総死亡数も、１００人、対、１０５人と、治療群のほうが多くなりました（N Engl J Med 2008;359:1343）。

この試験を実施した中心メンバー（論文の著者）には製薬会社の社員も加わっていました。それなのに否定的な結果がでたことから、信用性は格段に高いと考えられています。

この結果が報じられると、欧州では「どうして総死亡数が減らなかったのだ」、「なぜがん死が増えたんだ」などと、議会でも取り上げられて社会問題化しました。

他の研究でも、コレステロール値が低いほど、がん死が増えたり、死亡率が上昇したりする傾向があります。

そもそも血中コレステロールを敵視する考え方は、死因の第一位が心臓病である欧米で誕生しました。コレステロール値が高いと動脈硬化になる、と考えたのです。

しかし、この考えも間違っていることが分かってきました。

正しくは、なんらかの原因によって動脈の壁に「炎症」が生じ、そこにコレステロールがたまるのです。つまりコレステロールがたまるのは、原因ではなくて結果にすぎない。

因果の流れを逆にとらえていたので、クスリで血中コレステロール値を下げても、動脈硬化がよくなることはなく、心臓血管病も減らないことは当然です。

以上は、過去に心臓病を発症した経験があるなど、いわば本格的な病人を対象とした話です。**病人でもコレステロール低下薬には疑問符がつくのだから、健康な人たちでは、なおさらクスリはいらないというのが、世界共通の認識になってきています。**

日本より心臓血管病がだんぜん多い米国でも、有名な内科系医学雑誌の編集長（医師）が、「健康な人は総コレステロール値が高くてもスタチン剤を飲むべきではない」と宣言しています（JAMA 2012;307:1491）。

ただしこれは、学問世界での話です。

欧米でも、臨床現場の医師たちは、これらの研究結果や宣言はもちろん無視しています。「無理が通れば道理が引っこむ」典型です。比較試験で「クスリは無意味・有害」という結果がでても、生活習慣病を治療する医師たちへの抑止力にはならないのです。

総コレステロール値が下がるほど死にやすい

日本では、欧米に輪をかけてひどいことになっています。

かつて日本では、総コレステロール値が「250」あたりまでを正常と考えてきました。

ところが「日本動脈硬化学会」が、1987年に突如、「220以上」を高コレステロール血症と定めたのです。もちろん、根拠となるデータはありません。

これによって日本には突然、2200万人もの高コレステロール血症の患者が誕生したわけです。基準値を決めた「日本動脈硬化学会」の面々には、製薬会社から何億円もの「研究費」という名のリベートが渡っていたことが、のちに報道されました。

基準値が決められた結果、どうなったか。ある研究結果を紹介しましょう。

総コレステロール値が「220以上」で、高コレステロール血症と診断された日本人、5万2000人余にシンバスタチンを5年以上のませた調査研究です。シンバスタチンを服用中の総コレステロール値をはかり、その値にしたがってグループ分けし、各グループで何人亡くなったかを調べています。比較試験ではないので、結果を順に見ていきましょう。

クスリ服用中の総コレステロール値が「200〜219」グループでの「総死亡率」を、かりに「100%」と置きます。それより値が高い人たち、すなわち日本の基準では「高コレステロール血症」に当たる人たちの総死亡率はというと、

●総コレステロール値が220〜239：総死亡率103%
●同　　　　　　　　240〜259：総死亡率101%

でした。つまり、高コレステロール血症であっても、総死亡率は変わらなかった。

ところが、クスリで総コレステロール値が下がると、「200〜219」グループと比べ、

●総コレステロール値が180〜199：総死亡率113%（つまり13%増し）

●同　160～179：総死亡率172％（つまり72％増し）
●同　160未満：総死亡率276％（つまり176％増し）

と、総コレステロール値を下げれば下げるほど、総死亡率が高くなっています(Circ J 2002;66:1087)。

この調査研究は、製薬会社が資金提供して実施したものなのに、会社に不利な結果がでており、信頼性はきわめて高い。

この研究では、危険レベルである総コレステロール値が199以下に下がったのは、服用者の約25％。**1300万人以上がクスリを飲まされている日本では、約330万人が危険レベルにあることになります。**そのうちどれほどがクスリの影響で早死にしたのか、考えるだに恐ろしい。

要するにクスリで総コレステロール値を下げれば下げるほど、総死亡率が上がっていくのです。

このように欧米でも日本でも、総コレステロール値を基準とした薬物投与は、四面楚歌におちいりました。しかし医師たちや製薬会社は、患者数やクスリの売り上げを維持したい。そこで**高コレステロール血症を「脂質異常症」と言いかえるとともに、「悪玉コレステロール」を強調するようになりました。**

コレステロールの中には、「善玉」と「悪玉」とがある。善玉コレステロールは高くていいけれども、悪玉コレステロールは低くなければいけない。もし高ければスタチン剤を処方すべき、と言いだしたのです。

これで人びとは煙に巻かれてしまって、スタチン剤は売れ続けています。

しかし、多数の住民調査では、悪玉コレステロール値が高いほうが、総死亡数が少ないのです。まず、総コレステロール値と死亡数の関係から見てみましょう。

日本人の調査研究では、家族性、遺伝性の高コレステロール血症を除くと、男性は総コレステロール値が高いほど、総死亡率が低くなっています。

女性の場合には、総コレステロール値が高くても低くても、総死亡率に変わりありません（Ann Nutr Metab 2015;66(Suppl 4):1-116）。

つまり高コレステロール血症は、各人のからだが調節したベストの状態にあるということです。それをクスリで下げたら、ベストの状態から離れるので、総死亡率が上がるわけです。

悪玉とされる「LDLコレステロール値」も同じです。**世界中の調査データを集めた研究では、悪玉の値が高い人たちのほうが、総死亡率が低いという結果になっています。**これに対し、悪玉の値が最低だと、総死亡率は50％増しになっていました。がん、脳卒中、肺炎、自殺などが増えるからです（BMJ Open:2016;6:e010401）。

要するに、健康だったのにコレステロール低下薬を飲みだした人は、全員がクスリをやめたほうがいい、ということになります。

コレステロール値が高いのは、健康の証です。コレステロールがたっぷり含まれているタマゴも、一日に何個食べてもいいことが分かっていることを付言しておきましょう。

肥満とメタボ健診

健康体に「メタボ」のレッテルを貼る厚労省

日本人は「肥満」についても勘違いさせられています。

つぎの一文は、慈恵医大外科のＨＰで、肥満について解説する文章の一部ですが、大いなる欺瞞があります。

「現在、世界人口の約３割が肥満であり、日本でも成人男性の28・６％、女性の20・３％が肥満（ＢＭＩ《ビーエムアイ》25以上）であることが報告されています」と（2019.8.11アクセス）。

どこが欺瞞かわかりますか？

日本では、肥満の判定基準が「ＢＭＩ25以上」とされているのはその通りです。しかし世界保健機関（ＷＨＯ）の判定基準は、「ＢＭＩ30以上」なのです。ＢＭＩは、肥満度をあらわす数値で、ＢＭＩ30以上というと、いわゆる「ビア樽型」の肥満になります。

そこで、正しい解説はどうなるかというと、

「BMI30以上という基準を用いると、現在、世界人口の約3割が肥満であり、日本では、4%弱が肥満であると報告されています」

となります。

つまり日本では、ビア樽型の肥満者の割合がダントツ世界一ひくいのです。この面でも日本人は、世界一健康な国民、ということができます。

しかし、**異なる判定基準を用いることで、日本人も世界平均なみに肥満の人口が多く、不健康であるかのように錯覚させられているわけです。**

だれが錯覚させているのか。

医療産業を構成する、医師と厚労省です。

まず、WHOがBMI30以上を肥満と定義しているのに、「日本肥満学会」は勝手に、BMI25以上を肥満と定めました。

WHOの定義だと、日本には肥満者がほとんど存在しないことになり、「肥満学会」

を設立して活動する意味がなくなるからでしょう。これに対し独自の基準なら、日本にも肥満者が3割ちかく存在することになり、「肥満学会」の存在意義が高まります。

「少し太め」が長生きできる

実害はどうなのか。

BMI25以上というと、いわゆる「中年太り」程度です。少し太めの人たちに、「自分は肥満だ」「ダメな人間なんだ」と思いこませる効果があります。

しかし実は男性では、BMI25以上という、少し太めの人たちが、いちばん総死亡率が低く長生きできるのです。

図6は、各人のBMIと総死亡率との関係を男女別にみた、日本における調査結果です。**男性では、日本で肥満とされる「BMI25以上」の人たちの総死亡率が一番ひくいのです。**

女性では、BMIが「23〜25」のあたりが、総死亡率が最低ですが、「25以上」のそれとは大差なく、誤差範囲といえます。女性もやはり、少し太めでいいのです。

図6 ▶ 日本人のBMIと総死亡率（23以上25未満を１とした場合）

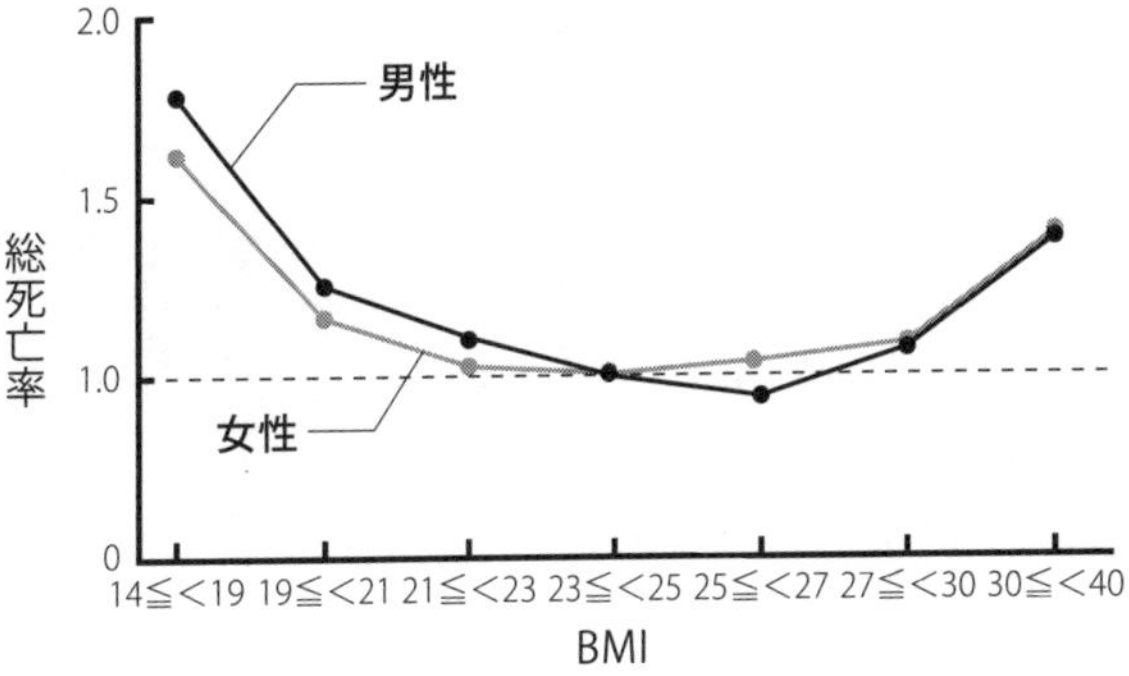

（出典：J Epidemiol 2011;21:417）

なお各人のＢＭＩは、体重（kg）÷身長（m）÷身長（m）で求めます。たとえば身長が１６０cmの人では、64kgと77kgが、それぞれＢＭＩ25とＢＭＩ30に相当します。１７０cmだと、72kgと87kgです。

しかし医療産業は、総死亡率が最低値あたりの「体重」や「太り方」を「悪」と決めつけ、人びとを医療機関に来させるように仕向けます。

その最たるものが、厚労省がはじめた「特定健診」、いわゆる「メタボ健診」です。

メタボというのは「メタボリックシンドローム（症候群）」の略で、欧米ではＢＭＩ

が30を超えるような肥満の場合に、動脈硬化になりやすく、心臓血管病などが増えるということから唱えられた病名です。

しかし日本の場合には、前述のように、ＢＭＩが30を超えるような人はほとんどいない。それで世界の常識を無視して、ＢＭＩが25程度の「健康な男女」にも「メタボ」というレッテルを貼って、医療機関に行くよう仕向けたのです。

実際、２００８年に特定健診が始まると、そのあとに医療機関を受診して高血圧など生活習慣病の治療をうける人が激増したといいます。

でも本書で述べてきたように、生活習慣病を治療すれば、総死亡数や脳卒中の増加など、種々の不都合が生じます。しかもＢＭＩが25以上の人たちは、もっとも健康で死亡率が低いのです（ＢＭＩ30以上は別）。

それなのに生活習慣病の治療に駆り立てるのには、「医療機関が潤えば、君たちが不幸になるかどうかは知ったこっちゃない」という医療産業の魂胆を感じます。

日本独自の肥満基準の、別の弊害は「痩せるのが正しい」という誤った観念が広がりかねないことでしょう。

しかし実際には、図６に見るように、過度に痩せると、つまりＢＭＩ21未満になってくると、総死亡率が上昇します。

痩せた人たちでは、肺炎、がん、脳卒中などが増えて、死亡率が上がることが分かっています。からだの「抵抗力」が低下するからでしょう。

ですから、ファッションモデルのように痩せた若い女性たちは、短命に終わるはずです。このため欧米諸国では、極端に痩せた女性をモデルに使うことを禁止する国が増えています。

また日本では、痩せるための「糖質制限」や、がん患者の「食事療法」など危険な食事法を採用する人もとても多い。その問題点は７章で検討しますが、長寿であるためには、ＢＭＩが25前後の、少し太めであることが望ましいことを覚えておいてください。

骨粗しょう症は「病気」ではなく「老化」である

年をとると、骨がもろくなって、大腿骨や脊椎を骨折することがあります。

カルシウムなどのミネラル成分がどれくらい骨につまっているかを「骨密度」と呼びますが、それが減ると、骨がもろくなるのです。

これは老化現象の一種ですが、「骨粗しょう症」という病名をつけて、医療機関に通わせて骨折するのを予防しよう、クスリを飲ませよう、というのが最近の風潮です。

しかし問題が多々あります。

ひとつは、22〜44歳という若い人たちの骨密度を判定基準とするため、年をとるほど「骨密度が低い」と判定される頻度が増えます。それで**日本には、1200万人以上の骨粗しょう症「患者」が存在していることになります。でもそれは「老化」なのです。**

第二には、骨密度の測定法が、計測装置をつくるメーカーによってまちまちです。そのため、医療機関がどの装置を用いているかによって、骨粗しょう症と判定されたり、正常と判定されたりします。

第三に、クスリの副作用が甚大です。骨粗しょう症のクスリには、さまざまな種類があるので、ポイントだけ指摘しましょう。

まず骨粗しょう症のクスリのなかには、「1年しか使ってはいけない」とか、「2年以上の使用を禁ずる」などと、使用期間の制限がつけられたものがあります。他の生活習慣病では、そういう使用期間の制限がついたクスリがないのと好対照です。

使用期間を制限するというのは、重大な副作用を恐れてのことです。その場合、制限期間が満了する前にも、重大な副作用を生じるケースがあります。クスリに対する患者さんの感受性がまちまちだからです。感受性が高い人にとっては、毒薬を使用するようなものです。どのクスリに使用制限があるかは、「薬剤名」と「添付文書」というキーワードでウェブ検索をされると分かります。

クスリで骨がもろくなる

つぎに、骨粗しょう症のクスリは一般に、「骨量ないし骨密度を増やして、骨を強くする」を売り文句にしています。しかし、実のところ、骨を弱くするクスリも少なくない。

典型は、ボナロン、ボンビバ、ボノテオ、リカルボン、ベネット、アクトネルなどの「ビスフォスフォネート製剤」と、類似薬のプラリアです。

これらは、骨に存在する「破骨細胞」の活動を抑えるため、カルシウムなどのミネラルが吸収されず、骨に残っていくので、見かけ上、骨量が増加するのです。言いかえると、骨の新陳代謝が生じないため、骨は劣化していきます。

それゆえ、自然の骨粗しょう症では見られない、顎骨の壊死や、大腿骨がボッキリ骨折する現象がしばしば生じます。——骨が弱くなっている証拠です。

そして論文のねつ造問題があります。

実は日本は、世界に冠たる「論文ねつ造」大国なのです（Science 2018;361:636）。

ねつ造などの問題があって撤回された論文の件数を数えている団体がありますが、第一位は日本人の麻酔科医。そして第三位と第五位も日本人の医師で、「骨粗しょう症」や「ビスフォスフォネート製剤」が研究対象でした（Retraction Watch 2019.7.3 アクセス）。

この第三位の医師は主として弘前大学で働いていましたが、ねつ造問題が明らかになったあと、急死しています。おそらく自殺したのでしょう。第五位の医師は、慶應大学病院所属の整形外科医ですが、この問題のゆえでしょう、慶應は辞めたようです。同窓生として恥ずかしい限りです。

それはともかく**骨粗しょう症の皆さんは、こうしたねつ造論文を根拠とする医師たちに、クスリを処方されている**わけです。

以上のべてきたように、本章で解説した生活習慣病も、人びとの健康のためではなく、医療産業の繁栄をはかるために無理やり「病気」に仕立て上げられたものです。

次のコラムが参考になるでしょう。

column

「名医」と生活習慣病

むかしも今も、国民死亡原因の上位を占めるのは、がん、脳卒中、心臓病の3つですが、これらはかつて「成人病」と呼ばれていました。

これに対し、たとえば高血圧は、以前は「高血圧症」と呼ばれたものです。それ自体が「病気」というより、頭痛や腹痛のような「症状」というニュアンスです。そして高血圧の基準もあいまいでした。

しかし**医薬業界には、高血圧を病気に格上げしたいと願った人たちが大勢いました。そうなれば患者が増え、クスリの売上高も伸びるだろう、と。**

高血圧や生活習慣病に関し、1978年に同時に3つの動きが起きています。

ひとつはWHOが、すべての人に適用できる、高血圧の「基準値」を決めたこと。これで「患者」が一挙に増えました。

ふたつには、「日本高血圧学会」が設立されたこと。

内科医たちの「高血圧治療を推進するぞ」という意気込みを感じます。

この２つの出来事が同じ年であるのは、偶然ではありえないでしょう。

そして同年には、ある著名な医師が「習慣病」という用語の使用を提案しています。「成人病に代わる『習慣病』という言葉の提唱と対策」というタイトルの論文を発表したのです（教育医療 1978;15(3):1）。

その論文のなかでは、「あなたの生き方、ライフ・スタイル、暮らしのあやまりが将来の病気を発生させるのです。予防するには、あなたのその『生き方』を変えざるをえません」と述べています。

著者は、聖路加看護大学学長や聖路加国際病院理事長などを歴任した日本の代表的な「名医」と目される日野原重明氏です。

氏は２０１７年に１０５歳で亡くなるまで、「全人的医療」などさまざまな提言をされ、２００５年には文化勲章を受章しています。その授章理由のひとつが、この「習慣病」という用語の提言にあるようです。この論文が、１９９６年の厚労省公衆衛生審議会における、「成人病」にかえての「生活習慣病」の採用に結びついたから

です。【https://www.mhlw.go.jp/www1/houdou/0812/1217-4.html】

ただしこの審議会では、「高血圧症、耐糖能異常、高脂血症など、成人病の危険因子を有する者に対しては……」と語られていました。

この段階では、高血圧などは「生活習慣病」そのものではなく、心筋梗塞や脳卒中などに結びつくかもしれない「危険因子」（リスク要因）に過ぎないとされていたわけです。

それがいつの間にか、高血圧、耐糖能異常（高血糖）、高脂血症が「生活習慣病」そのものに格上げされてしまった。

そうなったについては、「日本高血圧学会」「日本動脈硬化学会」「日本糖尿病学会」など、基準値を決める医学会や専門家たちの策動が大きく関係しています。――こうした一連の動きを、自らの発案によって開始させたのが日野原氏である、と思います。

しかし、日野原氏の考え方には欠陥がありますというのも「習慣病」のとらえ方が一面的で、成因を単純化しすぎているからです。

つまりこの呼び名だと、高血圧や高血糖などが老化現象であることが見えてこない。そして**各人の老化スピードは、遺伝や環境の影響を受けているのに、「習慣病」と呼ぶと、成因が生活習慣だけにあるように思わせる点で短絡的かつ間違いなのです。**

日野原氏は「習慣病」のことを、こう語っています。

「だれのせいでもなく、自分が長年の悪い習慣のためにつくってしまった病気」と。

つまり「病気は自己責任」とするのですが、そうでしょうか。

たとえば糖尿病は、その発症に食べすぎが関与していることは確かでしょう。しかし、現代社会には種々の歪《ゆが》みがあります。個人の努力ではどうにもならない社会的ストレスのために暴飲暴食に走る、あるいは貧困のため安価な炭水化物（糖質）中心の食生活にならざるをえないなど、個人の責任に帰しては可哀そうな原因・理由が多々あります。

それなのに「自己責任」と決めつけるのは、社会的弱者に対する共感や理解が欠落しているように思います。いずれにしても、自己責任とした影響は甚大です。

たとえば2016年には、元アナウンサーが糖尿病に起因する腎不全の増加に憤慨し、「医者の言うことを何年も無視し続けて自業自得で人工透析になった患者の費用まで全額国負担でなければいけないのか？　今のシステムは日本を亡ぼすだけだ!!」とブログに書いて大騒動になりました。

このように日野原氏の言動は、偏見や差別の原因にもなっていると考えられます。また「習慣病」という概念を言いだした結果、何千万人もの健康人が「病人」になり、早死にする人も数かぎりない。氏は決して「名医」ではなく、みんなの大迷惑になった「迷医」です。

第 5 章

がん手術の大罪

「手術による死」が存在しないがん治療

世間には、がんに関する誤解も満ちあふれています。**手術、抗がん剤、がん検診、オプジーボ、がんの転移時期……。それぞれ肝腎なポイントについて、医師たちが誤導しているから**です。

ただ本書は、がんの教科書ではないので、手術を題材にして、どんな誤導があるのか見ていきましょう。なお、がんの性質や治療法など、がんに関する知識をもっと深めたい方には、僕の近著『眠っているがんを起こしてはいけない。』（飛鳥新社）がおすすめです。

まずは、とても気の毒なケースから。

79歳の肺がんの男性、Kさんが、手術中に大出血のため「脳死」状態になり、1か月後に亡くなられました。手術が失敗した理由を教えてほしいと、ご遺族が僕のセカンドオピニオン外来に来られたので、詳細を報告できます。

Ｋさんは、毎日８０００歩も歩くほど元気でしたが、２０１８年5月に右むねに痛みが生じました。病院で検査すると、右肺にがんがあり、肋骨の2番と3番に食いこんでいました。これが痛みの原因です。

紹介された埼玉の大学病院では、手術を不安がる本人・家族に、担当の肺外科医はこう言いました。「かんたん、かんたん」、「1週間で帰れる」、「急ぎではないし、深刻ではない手術」と。

ところが手術時に胸のなかを見ると、2番・3番だけでなく、1番の肋骨にも肺がんが食いこんでいるように見えた、と医療記録にあります。

それで1番も切除することになったのですが、そのときに太い静脈を切ってしまった。読者も、肋骨と静脈の位置を確認してみましょう。

まず左の指で、右の鎖骨を触ってください。そこから指を上のほうにズラすと、柔らかい窪《くぼ》みがあります。その窪みの下に、切られてしまった太い静脈が腕のほうへ走っています。

そして窪みの後ろには、肩こりのときに揉む筋肉がありますね。1番の肋骨は、その筋肉の下に位置しています。肺がんは、下方から窪みに近づき、肋骨に食いこんだと判断されたわけです。

しかし術後の組織検査では、がんは肋骨に入りこんでいなかった。つまり外科医の判断ミスです。けれども、外科医は判断ミスに気づかず、1番の肋骨が切り落とされることになった。

そして骨を切る専用のハサミで、肋骨をバチンと切る際に、不注意かつ乱暴だったのでしょう、そばにある太い静脈も一緒に切ってしまったのだと思われます。その静脈は肺の外にあるので、切ってしまうのはミスとしか言いようがない。


その結果Kさんは、静脈の切り口から大出血し、肺外科医ではどうしようもなく、院内放送で心臓外科医を全員よびあつめました。そして心臓手術につかう「人工心肺」という装置をまわし、どんどん輸血をし、出血部位に糸をかけて止血する努力をしましたが、時間ばかりがすぎ、Kさんの心臓は2時間も止まっていました。

出血した量と、輸血した量は、それぞれ約20リットル。Kさんの体にある血液量は約4・5リットルなので、その4倍以上が出血し、輸血した勘定です。

Ｋさんは一命をとりとめましたが、長時間、脳に血がいかなかったため、脳の細胞が死んだ「脳死」状態になりました。

そして「生けるしかばね」状態のまま、１か月後に死亡宣告。本人もご遺族もさぞ無念だったことでしょう。僕の外来でも、ご遺族３人が涙にくれていました。

死亡診断書に書かれた「死因」は何か？

このケースでは、正確に書くとすれば、「術中の手技ミスに引きつづく大出血による脳死状態をへて死亡」となります。

ところが死亡診断書には、「病死および自然死」と書かれていた。つまり肺がんで死んだのであって、手術ミスや大出血は、死因とは関係ないと。

ひどいですね。でも、この病院だけではありません。**日本中のどの病院でも、がん専門病院でも、大学病院でも、手術の合併症や抗がん剤の副作用で亡くなった場合、死亡診断書には「術死」とか「副作用で死亡」とは書かれない。**治療対象となった「がん」で亡くなったことにされてしまうのです。「がん死」であり、「自然死」だと言うわけです。

そして国の「がん統計」にも、「術死」や「副作用死」という項目自体がない。**すべての死因は、「がんによる自然死」とされてしまいます。**そうする理由はいろいろ考えられますが、「術死」や「副作用死」が多々ある事実に、国民が気づきにくくなることは確かです。

なお、がん以外の疾患でも、国の統計項目に術死や副作用死がないため、原病で亡くなったことにされます。

ではKさんは、どうすればよかったのか。

真っ先に思い浮かぶのは、手術の名人・名手を探す、というものでしょう。

この点、Kさんの担当医には確かに問題があった。太い静脈の位置は、医学生時代に習っています。この外科医はおそらく不勉強で、あるいは無能で、人体の構造をよく覚えていなかった可能性が高い。

Kさんが手術を受けた埼玉の大学病院は、70年代以降にたくさん新設された、金もうけ主義的な私立医科大学のひとつです。開業医の出来の悪い子女たちでも、多額の寄付金を積めば入学できました。

いまは医学部人気が高まって、偏差値が上がっていますが、これからも当分は、かつて札束で入学した者たちが、大学病院の中枢をしめるでしょう。

他方で、もし手術の名人に出会っても、問題は解決しない。名人のもとには、全国から、外科医の卵がおおぜい集まってきて研修しています。そういう者たちにメスとハサミをわたして手術させないと、若い医師たちが集まってこなくなるのです。

僕の医学部時代の同級生で、名手と言われるようになった外科医も、「胸部の手術で、自分が助手となって若い医師の手術を指導していたら、とつぜん太い血管を切られてしまい、修復できず、術中に患者さんが亡くなった」と語っていました。

全身麻酔がかけられ、本人には術者が誰かが分からないことが、この風潮を助長しています。**名人に確実に手術してもらえるのは天皇ぐらいだと思っておかれるとよいでしょう。**

「眠ったがん」が手術で暴れだす

本質的なことを考えましょう。がんの手術は必要なのか、です。

この点、**がんや人体の性質からすると、Kさんは手術を受けないほうがよかったと言えます。**理由は少なくとも3つ。

第一に、かりに手術が成功しても、術後の肺炎など、合併症を防ぐことはできないから。

手術の成功とは、患者さんが術中に死ななかったこと、および目に見えるがん病巣が取りきれたことを意味するだけで、目に見えないがん細胞が残っていることがたいへん多い。

そのうえ合併症がでて、「手術は成功した。患者さんは死にました」となるのが日常茶飯事で、名人でも同じです。臓器を切除したことによる合併症は、名人でも防げないからです。

食道がん手術の合併症で４か月後に亡くなられた、歌舞伎役者の中村勘三郎さんも、手術直後には、「名人が手術した」、「手術は成功した」と報道されていましたね。

第二には、手術を受けるような心理状態にある患者さんは、その後、抗がん剤治療も勧められるままに受け、その副作用で死にやすいから。

第三に、手術によって、がんが暴れだす可能性があるからです。そのことを別のケースで見てみましょう。

最近、こんなお便りがとどきました。

「２０１８年11月、有明がん研で大切な、50年来の友を失いました。２０１７年３月に不正出血。有明を紹介され子宮体がん。たった一つのリンパ節が悪性で、ステージ４のｂと。

８時間に及ぶ手術のあと抗がん剤治療が始まり、定期的に入院。毎回頑張り、本当に元気で、腫瘍マーカーも正常値になった。あとは２０１８年10月のペット検査に合格すれば、と、とても4期のがんとは思えず、安堵しておりました。

ところが9月に入院し、退院した時に『余命は今年いっぱい』と言われたことを後から聞き、狐につままれる中、11月に救急搬送され、5日間は話も出来たそうですが、その3日後に亡くなりました。肝臓に転移していた……と聞きました。

が、近藤先生の講演をユーチューブで何度も何度も拝聴させて頂き、確信に似た無念さ（殺された思い）から立ちあがれずにいます」と。


解説しましょう。亡くなられた女性をD子さんとします。

D子さんの進行度であるステージ4のbは、ステージが1から4まであるなかの最終病期です。子宮体がんのリンパ節転移が1個の場合、どの部位にあるかで、その深刻さが異なります。

この点、リンパ節転移が子宮のそばであれば、臓器に転移しているケースは少ない。ところが骨盤のそと、つまり鼠径部などにリンパ節転移があると、たった1個でも、ほぼ全員に肝臓や肺などへの転移がひそんでいます。そして、術後に臓器転移が現れてくるので、4期とされているわけです。

ただ、転移がひそんでいるケースの多くは、転移がん細胞は、分裂するのをやめている、いわば「眠った」状態にあります。これを「休眠がん」と言います。

休眠がんであるのに手術したあと、すぐに臓器転移が現れてくるのは、手術の刺激によって、眠っていた転移がん細胞が目をさまし、ふたたび分裂・増殖を始めるからです。

これが、「がんが暴れる」という現象です。そうなると、抗がん剤治療を繰り返しても、転移病巣は増大する一方です。

これに対し、もし転移病巣が休眠状態にあれば、手術さえしなければ、休眠している状態がつづき、長生きできる可能性が高いのです。

そして子宮の初発巣のほうは、かりに増大が続いても、がんから毒がでるわけではないので、本人が死ぬことはありません。妊娠して胎児が育つ場合には、突発的なことが生じて妊婦が亡くなることがありますが、子宮内部でがんが育つのは、妊娠よりも安全なのです。

D子さんの場合も、子宮からの出血を我慢して医者に行かなければ、安全に長生きできたことでしょう。

がんが暴れだすかどうかは、手術による刺激の大小も関係します。つまり大きな範囲を切除するより、切除範囲の小さな手術のほうが、刺激が少なく、がんが目をさましにくい。もしD子さんがリンパ節まで切除するのではなく、子宮全摘だけにとどめていたら、転移がんは休眠したままだった可能性があります。

このことは英国をふくむ4か国、85の病院で実施された「比較試験」でも確かめられています。

この試験ではD子さんと同じく、手術前にはステージ1のようにみえた子宮体がん患者1400人を2つのグループに分け、片方には「子宮+卵巣切除のみ」をほどこし、他方には「子宮+卵巣切除に加えリンパ節の広範囲切除」を施行しました。すると、リンパ節を切除したグループのほうが、術後に転移が生じる率が高くなり、総死亡率も上昇したのです（Lancet 2009;373:125）（この試験については、僕のHPで解説しています。https://kondo-makoto.com［重要医療レポート10．リンパ節を切除してもがん死は減らない］）。

ところでD子さんが手術を受けた「がん研有明病院」は、いろいろな部位のがんで、日本一ひろい範囲のリンパ節を切除します（リンパ節郭清、という）。そのため、術後にがんが暴れる可能性も日本一であるはずです。

子宮体がんの手術に関しては、前述したリンパ節郭清により転移や総死亡が増えるという試験結果が報告されたのが２００９年。D子さんの手術は２０１７年。これほど重要な比較試験の結果を無視して、リンパ節郭清をやり続けるがん研有明の婦人科医らは心のなかで、「あなたはリンパ節郭清をしたために死ぬかもしれないけど、やらせて頂戴ね」と思っているということです。

お便りに「医者に殺された思い」と書いてあるのも、ゆえなきことではありません。

中村勘三郎さんも、がん研有明病院で食道がんの手術を受け、合併症の呼吸困難で亡くなりました。リンパ節を切除した範囲も、これまた日本で一番ひろく、それが合併症を呼び起こしたことは間違いない。

勘三郎さんの場合、食道がんが発見されたのは7年前ですが、内視鏡でも見つけにくい小さながんでした。**手術や放射線などの治療はなにもしないで放置するのが、一番安全に長生きできる道です。**そうしていれば、いまでも舞台で活躍されていた可能性が高いと思います。

「女医は親身になってくれる」は幻想である

話を肺がんのKさんに戻します。

Kさんのように、肺がんが骨に入りこんでいるケースでは、転移がどこかの臓器にひそんでいる可能性は、およそ五分五分です。つまり同じ進行度の患者さんが100人いた場合、50人には臓器転移がひそんでいないので、手術してもがんが暴れだすことはない。しかし**残りの50人のほうに当たってしまうと、手術をきっかけとして、ひそんでいた臓器転移が暴れだして早死にします。**

では放っておいた場合、肺内の初発病巣はどうなるのか。

その場合、①増大する、②不変、③縮小するという3つの可能性がありますが、どれに当たるかは様子を見てみないとわかりません。

ただ増大する場合にも、肺は左右2つあるので、仮に片肺が完全にがんに置き換わっても、本人が亡くなることはありません。

それゆえKさんの場合には、というよりも、どんな進行度の肺がんでも、手術を受けないほうが安全に長生きできます。ただKさんには、胸の痛みがありました。それをどうするか。

がんによる痛みがある場合には、「緩和ケア」クリニックなどで、痛みをやわらげる措置をうけるとよいでしょう。具体的には鎮痛剤を飲み、それが効かなければ、強めの鎮痛剤に変えていきます。

また、がんが骨に入って生じる痛みには、放射線治療も効果的です。放射線は全身に広くかけると副作用で患者さんが死んでしまうので、Kさんのように痛みの場所が限られているケースが対象になります。放射線は鎮痛剤よりも効力が強いので、10人中8人から9人で痛みが取れるか軽くなり、鎮痛剤がいらなくなるケースも多々あります。

ただ放射線の治療医も、多くは「がんを徹底的に叩きたい」という願望をもっています。それゆえKさんのように、全身転移が明らかでない段階では、放射線を広い範囲にかけ、かつ、線量を多くしたがります。

その結果、**放射線の副作用である肺炎が生じたりして、命を縮める危険性がある。放射線はかけすぎると「殺人光線」に転化します。**だから安全に長生きしたい方は、緩和ケアだからといって安心してはいけない。がん治療の現場には、いたるところに危険がひそんでいることを銘記してください。

それにしてもKさんの担当外科医の、言葉の軽さは何でしょうか。人が死ぬ危険性があるのに、手術を「かんたん、かんたん」と言いはなつ。このどうしようもなく浅はかな言葉づかいに、手術を料理なみに軽く考え、患者の命をなんとも思っていない、医師のお気楽さがよくあらわれています。

僕のセカンドオピニオン外来で患者さんたちから聞かされる、全国各地の医師の言葉は、耳をおおうばかりです。手術や抗がん剤治療に追いこむために、いかにテキトーに口から出まかせを言い、ひどい脅迫をし、言うことをきかない患者に信じられない捨て台詞を吐くか、いくつか実例を挙げましょう。そういう知識があれば、病院に行くときに役立つはずです。

ある乳がんの患者さんは、乳房を残すことを希望し、聖路加国際病院を受診しました。ところが乳房の全摘手術を勧められ、それに抵抗すると、女性の外科医は、「ザックリ切れば、さっぱりするわよ」と言いはなったと。

僕のセカンドオピニオン外来で診察すると、がんの部位だけ切除する「乳房温存療法」が十分可能でした。

一般に、婦人科系の病気では、女性の医師が人気ですね。「同性であるため恥ずかしくない」、「おんな同士だから、私の気持ちを分かってくれるだろう」などの期待があるようです。

しかし多くの場合、その期待は裏切られます。男性たちが実権をにぎる医療の世界で教育されてきたため、言動が男性医師のそれに似てしまうのです。また女性の患者さんとは、おんな同士である分、言葉に遠慮がなくなるようです。

たとえば子宮筋腫などの良性疾患でも、子宮の全摘を勧める際に、女性の医師はよく「もう子どもも産んだんだし、子宮はいらないでしょ」と言いはなつと聞きます。

余命4か月のウソ

慶應大学病院での話です。

腎臓と膀胱をつないでいる、尿の通り道である「尿管」にがんができた80歳の女性は、担当医である女性の内科医が提案する全摘手術を断った。すると、患者さんが差し出した、これまでの記録を「こんなきたないファイルは見たくない」と手でふり払い、ファイルが床に落ちたと、語りながら涙ぐんでいました。

尿管のがんは、かりにそこがつまって腎臓が使えなくなっても、腎臓は2つあるので、死ぬことはない。けれど手術を受けて、もし転移がひそんでいたら、がんが暴れだして早死にしてしまいます。

だから**客観的にみると、医師が全摘をすすめるということは、「手術で早死にする可能性は大いにあるけど、ぜひ受けてね」と言っているようなものです。**

その80歳の方は、同じ慶應病院の男性医師からも、「あんたいつ死ぬの？　どこで死ぬの？」と言われたと。

慶應は僕の出身大学です。情けなくって、患者さんが可哀そうで、聞いているこっちも涙がにじみました。こうした物言いは、枚挙にいとまがありませんが、きわめつきは、これでしょう。

卵巣がんと子宮がんの両方ができた患者さんは、婦人科がんの手術医から、

「死ぬしかない。手術ができない。死に場所を考えろ」

と言われたと。男性かと思いきや、女性の医師です。病院は、日本で最高峰と目されている東京大学病院。

その患者さんは僕の外来に来られましたが、元気で、死ぬような状態では全然なかった。**皮肉なことに、医者のほうから「手術ができない」と言われる患者さんは、手術をしないのでがんが暴れださずに済み、長生きするケースが多いものです。**ただし抗がん剤治療をうけなかった場合ですが……。

医師たちは、患者さんの余命に関してもテキトーなことを言います。例をあげましょう。

2018年に、都内の大きな総合病院で胆のうがんと診断された女性は、治療を渋ると、担当医から「がんを放っておいたら、余命はあと半年」と言い渡されました。ところが会話をつづけていたら、その内科医は、「僕は医者になって4年になる。でも、患者さんが死んでいくのを一度も見たことがない」と告白したと。

患者さんを看取ったことがなくて、どうして余命がわかるのでしょうか。


医師たちは、明らかなウソもつきます。

腹部に異常を感じ、地元の総合病院を訪れた77歳のBさんは、腹膜に転移している卵巣がんと判明。婦人科医からは、抗がん剤と手術を提案された。しかし本人が「こんなに元気なのに」と難色を示すと、主治医は「治療しなければ、余命4か月」と告知した。

本人・家族は納得がいかず、「近藤誠のセカンドオピニオンを得たいから、紹介状を書いてください」と申しでた。すると担当医は、僕の名前を知らなかったようで、患者さんの目の前でパソコン検索をはじめると、みるみる顔色が変わったのだとか。

さて僕が紹介状の封をひらくと、なにが書いてあったと思いますか？

「本人は抗がん剤や手術をいやがっています。病状にかんがみ妥当な判断だと思います」ですと。――本人・家族は、そんなことはひとことも聞いていない、と驚いていました。

「余命４か月」に関しては、はるばる飛行機で上京できる体力がある卵巣がんの人が、４か月で亡くなることは「絶対に」ありえません。抗がん剤や手術をうければ別ですが……。

このように医者たちは、本心を隠して患者さんを治療に引きずりこむのです。手術と抗がん剤治療に携わる医師には原則、「二枚舌」が備わっていると考えたほうがいい。

また、これまで紹介してきたような、態度の悪い医師がひとりでもいた場合、同じ病院には、お手本となった医者たちがいるはずです。若い医師は、職場の先輩たちの言動を見て育ちますから。

そして**医師の態度が悪いと、治療の質も悪い。なぜならば人格の根本において「真面目さ」や「謙虚さ」が欠けているので、医学知識や技術を学ぶにしても真面目では**

ないからです。

要するに日本には「ふざけた医者」があふれているのです。8章で解説するように、これから何十年たっても、医者の質が改善するとは思えないので、皆さん、ご用心。

column

がん転移の謎

人ががんを恐れる理由は「転移」にあるでしょう。

そのため人びとは、①がん検診や手術を受けて、転移を予防しようとし、②抗がん剤で転移をたたこうとする。しかし①は、まだ転移していないことが前提なのに対し、②は、すでに転移していることが前提になります。そこに矛盾はないのでしょうか。

いずれにしても人びとは、転移についてよく知らないように思います。医師たちが、真実を隠ぺいしているからです。なおここでは「転移」は、肺や肝臓などへの「臓器転移」を指し、「リンパ節転移」は含めません。リンパ節に転移していても臓器に転移しない性質のがんが多いからです。

性質1 がん幹細胞の分裂とともに転移が始まる

がん幹細胞とは、がん細胞を生みだす「女王バチ」のような細胞です。それが「がん病巣」内のすべての細胞の「生みの親」になります。

このがん幹細胞に転移する能力が有るか、無いかが肝腎です。もし転移能力があれば、がん細胞は早い時期から転移をはじめます。

乳がん患者の観察研究では、転移したケースのほとんどが、「初発病巣」の直径が1㎜以下の時期に転移していました（癌の臨床 1981;27:793）。

基礎学者らによる実験研究でも、がん初発病巣がごく小さな段階で転移が生じることが示されています（Nature 2016;540:552, 同 588）。

世界でもっとも権威がある医学雑誌に、「乳がん転移のタイミング」という記事が載り、「がん細胞は生まれた途端に転移しはじめる」という考え方を支持しています（N Engl J Med 2017;376:2486）。

このように、がんの転移時期については、学問的には決着がついているわけです。

性質2　がんは放置しても転移しない

これまでは、いまは転移していなくても、がんを放置しておくと転移してしまう、と考えられてきました。――しかしその考えも誤解です。

というのも、**がんを放っておいて転移するなら、がん検診は有効になりそうなものですが、どの部位のがん検診でも、有効性が示されていないからです。**

肺がん、大腸がん、乳がん、前立腺がん、卵巣がんなどの比較試験の結果を点検した研究者が、世界有数の医学雑誌に載せた論文のタイトルは、

「なぜこれまで一度も、がん検診による救命が示されていないのか」

です（BMJ 2016;352:h6080）。

この論文の内容と結論は、学問世界では当然のことと見なされています。

別の根拠としては、がんの性質が挙げられます。

肺、胃、大腸、乳房、前立腺……どんな部位のがんでも、直径１センチ程度にならないと早期発見できません。ところがその大きさの病巣には、10億個ものがん細胞がつまっているのです。

そして最初に誕生したがん幹細胞が分裂して２つになり、４つになりと、倍々に増

えて10億個になるのに、5～20年程度はかかっています。

それほどの個数になるまで、かつ、何年ものあいだ転移できなかったのは、がん細胞に転移する力がない証拠になります。――**転移する能力がないのであれば、何年ほうっておいても、転移が生じない道理です。**

でも、いまは転移能力がなくても、放っておいたら転移能力を獲得する「可能性」があるのでは？――それを言いだすと、堂々巡りになります。「可能性」というものは、億分の1でも、否定しにくいからです。「あなたが今いる場所から10m以内に100円玉が落ちている可能性があります」という主張に似ています。

こういう議論において肝腎なのは、「証明責任」の所在です。ある主張や命題を、だれが証明しなければいけないのか、という問題です。

この点「放っておいたら転移する」という主張は、がん検診や手術の正当性の基礎となるので、それを主張する医師たちに証明責任があります。

しかし、がん治療が始まってから1世紀以上たち、何億人というような、数えきれないほどのがん患者が医療の対象になってきましたが、**「放っておいたら転移した」**

というケースは1例たりとも示されていないのです。

性質3 がん細胞が分裂することのない「休眠がん」

転移病巣は、すべてが増大するとは限りません。がん細胞が分裂するのをやめ、いわば「眠っている」がん病巣があるからです。それを「休眠がん」と言います。

初発病巣の手術後、血液中にがん細胞が見つかる場合、どこかに転移病巣があることは確実です。しかし何年たっても、いろいろな検査をしても、転移病巣が見つからないケースが多々あり、がんが休眠している証拠とされます（Clin Cancer Res 2004;10:8152）。

転移しているのに眠ってしまう理由はいろいろ考えられますが、ひとつはこうです。

がん細胞が分裂を繰り返すには、酸素や栄養分が必要ですが、休眠がんでは、それらの補給路である血管がうまくつくられない。

つまり、がんの転移病巣は通常、新たな血管をつくる特殊な物質を分泌し、周囲の正常組織から自分のほうへ新たな血管が入りこんでくるように仕向けます。しかし、転移病巣がある程度おおきくなると、この作業がうまくいかなくなることがあり、酸素や栄養分が不足するため、がん細胞は休眠する、というわけです。

性質4 手術によって、眠っているがんが暴れだす

術前の検査では、どこにも転移病巣が見つからなかったのに、術後、早い時期に転移が出現し、あっという間に命を落とすことがあります。

たとえば、すい臓がんで命を落としたケースでは、元横綱・千代の富士（九重親方）が術後1年、前沖縄県知事の翁長雄志氏は術後3か月で転移のために死去しています。

どちらも、がんは人間ドックで見つかり、手術時には転移病巣はなく、「手術は成功」と報道されたのに、すぐに転移病巣が出現したものです。どこかに隠れていた微小な転移病巣が、手術によって刺激されたものでしょう。

これらを医師たちは「がんが暴れる」と表現します。

乳がん、肺がん、大腸がんなど「固形がん」では、術後再発したかなりの部分が、手術によって目をさました休眠がん細胞の増殖による、と学問の世界では考えられています（Nat Clin Pract Oncol 2007;4:699, J Thorc Oncol 2012:7:723）。

そういう事実を皆さんが知らないのは、医師たちが隠ぺいしているからです。

手術すると、なぜ休眠がんが暴れだすのか。

がんの手術が「大ケガ」だからです。

手足などにケガを負った場合、それを治すためには、白血球から「増殖因子」などと呼ばれる種々の物質が分泌されます。それらが正常組織の細胞を活発に分裂させ、傷が治っていくのです。

がんの手術は、日常的なケガとは比べものにならないほどの大ケガなので、それを治すためには、増殖因子もたっぷり分泌されます。他方で、がん細胞は正常細胞から分かれたものなので、構造や機能が共通しています。そのため増殖因子の影響を受け、休眠がん細胞が目をさまして分裂を始めるのです（Sci Transl Med;10:eaan3464(2018)）。

したがって、**手術が大掛かりになるほど、がんが暴れだす可能性が高くなります。**

たとえば乳がんの場合、乳房温存手術よりも乳房全摘のほうが、分泌される増殖因子も多くなるはずです。前述した子宮体がんの比較試験も、リンパ節切除が広範なほど休眠転移細胞が暴れだす率が高くなる、という証拠でしょう。

性質5 がん転移は、放置で自然に消える?

がん転移も、放置しておくと自然に消えることがあります。

胃がん、肺がん、腎がんなどで、がんの転移が消えた事例報告は、多数の医学雑誌に掲載されています。僕も数件、そういうケースを見てきました（前掲『眠っているがんを起こしてはいけない。』参照）。

がんが消える現象があまり知られていないのは、がんは発見され次第、治療されてしまうことが一因です。

がん病巣がなぜ消滅するか、原因ないし理由はわかっていませんし、今後もおそらく不明に終わるでしょう。それゆえ食事療法や民間療法など、「コレコレでがんが消えた」という話は、誤りないしウソと考えたほうがいい。

ただ、**がん細胞が消滅するのは、「アポトーシス」が生じるからであるはずです。**アポトーシスとは、オタマジャクシの尻尾が自然に消える現象など、「細胞の自殺」です。人の場合も、すべての正常細胞が「アポトーシス装置」を持っており、がん細胞はその装置を受け継いでいると考えられます。でも、なにが自殺装置のスイッチを入れるかはわからないわけです。

興味深いのは、「抗がん剤」やその弟分である「分子標的薬」を中止したら、がんが消失したという報告が何件もあることです（Oncol Lett 2014;7:1225, Clin Genitourin Cancer 2013;11:201）。

おそらく、がん細胞の自殺装置にスイッチが入るのを、抗がん剤や分子標的薬が妨害していたのでしょう。

第 6 章

免疫療法剤・オプジーボの大罪

オプジーボはがん治療に効果なし

がんと免疫の関係についても、誤解が多々あります。

現在の社会通念は、

- 人体にとって、がんは敵である
- 免疫システムは、細菌やウイルスなどの外敵ばかりでなく、がんをやっつけるためにも発達してきた
- 人ががんにやられるのは、免疫システムの働きが不十分だから
- 免疫力を増強すれば、がんを根絶できる

といったところでしょう。

しかし、こういう考え方が間違っていることを示すデータが出現しました。ほかでもない、がんの免疫療法剤「オプジーボ」の治療データです。

オプジーボは「免疫チェックポイント阻害剤」と呼ばれ、同種の薬剤として「キー

トルーダ」「ヤーボイ」など、数多くが承認されています。それらの本質は大差ないので、代表的なオプジーボについて検討していきます。

オプジーボの実力をひとことで言うと、

●がんに対する効果は、評判が悪い抗がん剤なみ

●副作用で亡くなる可能性は、抗がん剤なみかそれ以上

となります。後者から検討しましょう。

じつは**オプジーボは副作用がとても多く、しかも激烈です。**死にいたる副作用としては、

●大腸の炎症

●肺炎

●肝機能障害

●脳神経系の障害

●心臓の炎症
●筋肉の炎症
●血液をつくる骨髄の障害
●ホルモンをつくる副腎などの障害
●腎臓の障害
●重症の糖尿病

などがあり、それぞれ多数の患者さんが亡くなっています（JAMA Oncol 2018;4:1721）。

要するに、あらゆる臓器に副作用がでるわけですが、社会や患者さんたちには、そのことが知らされていないのが問題です。

たとえば厚労省は、2019年5月、「オプジーボを投与された患者11人が、脳の一部である下垂体の機能障害を発症し、うち1人が死亡した」と発表し、投与中は定期的に下垂体の機能を検査するよう求めました。

しかし、免疫チェックポイント阻害剤で下垂体の機能障害と、それによる死亡ケースが生じることは、臨床現場では以前から知られており、「何を今更」なのです（前掲 JAMA Oncol)。

しかも、定期的に下垂体の機能を検査しても、ほとんど役にたたない。なぜならば、オプジーボなど免疫チェックポイント阻害剤による副作用は、ある日とつぜん生じるからです。

この点、副作用がきついと評判の抗がん剤は、注射すると間もなく吐き気やダルさなどの自覚症状が生じるため、それが「警告」となって抗がん剤を止める人もでてきます。

ところがオプジーボは、そういう自覚症状が生じないことが少なくなく、その場合、患者さんとしては、まるで水を点滴されているかのように思うはずです。「楽ちん、楽ちん」と。

そして**重大な副作用は、ある日とつぜん生じます。手をつくしても治まらず、そのまま亡くなるというパターンが多い。**これを医者たちは「免疫システムの暴走」と呼んでいます。

副作用が生じる時期はまちまちです。

1回目の投与で亡くなる人もいるし、くりかえし投与されて順調だと思っていると、半年とか1年後に突然、副作用が生じて亡くなることもある。また、投与を中止したあとに副作用が生じることもあります。

どのくらいの割合で亡くなるのか。日本からの報告では、肺がん患者にオプジーボを投与したところ、3か月以内に亡くなったのが19%。そのうち約6割がオプジーボの副作用によると認定されています（Clin Lung Cancer 2018;19:e171）。

つまり**3か月以内に1割以上が副作用で亡くなり、その後も亡くなるケースが続発する。**これでは副作用で死ぬ者が、抗がん剤よりも多いかもしれない。

ただ担当医は、ご遺族に対しては、患者さんが副作用ではなく、がんで死んだかのように振舞います。また、副作用で亡くなった膨大な人たちのことを、マスコミは報道しない。それで世間の人たちは、副作用で死ぬケースがあるとは気づいていないわけです。

「効果抜群」という誤解はどこから生まれているのか

ではオプジーボの「がんに対する効果」はどの程度か。

この点世間では、オプジーボの効果はすごい、治る人もいる、と思われているようです。

しかし**実は、治ったことが証明されたケースは、世界中をみわたしても、1例もありません。また、がん細胞を殺す力も強くはなく、悪評が高い抗がん剤と同程度です。**

がんの薬物療法では、がん病巣の直径が3割ちぢんで、もとの7割の大きさになると、「効果があった」、「有効だ」と判定されます。この点、抗がん剤の有効率は、血液がんを除く「固形がん」(胃がん、肺がんのようにカタマリをつくるがん)で1割から3割程度です。

そのため血液がんのような例外的ながん以外では、抗がん剤で治るケースはないのです。

そして**オプジーボも、有効率は1割から3割程度です。そんな調子では、がんが治**

るわけがない。

そう言うと読者には、

でもオプジーボでは、良好な治療成績が発表されているのでは？

という疑問がわくでしょう。

たしかに、オプジーボと抗がん剤の効果を比べた「比較試験」では、すばらしい結果が報告されています。しかし実は、そういう良好な成績自体に問題があります。結論から言えば、比較試験の過程にインチキがあり、一見すばらしい成績が作り出されたと言えるのです。解説しましょう。

図7は、抗がん剤とオプジーボを比べた比較試験の結果です。「A試験」と呼びましょう。

被験者は、臓器に転移があるメラノーマの患者たち。メラノーマは「悪性黒色腫」とも呼ばれる皮膚のがんです。

欧米各国でも日本でも、オプジーボが真っ先に承認されたのは、転移があるメラ

図7 ▶ 承認時に参照された比較試験の結果

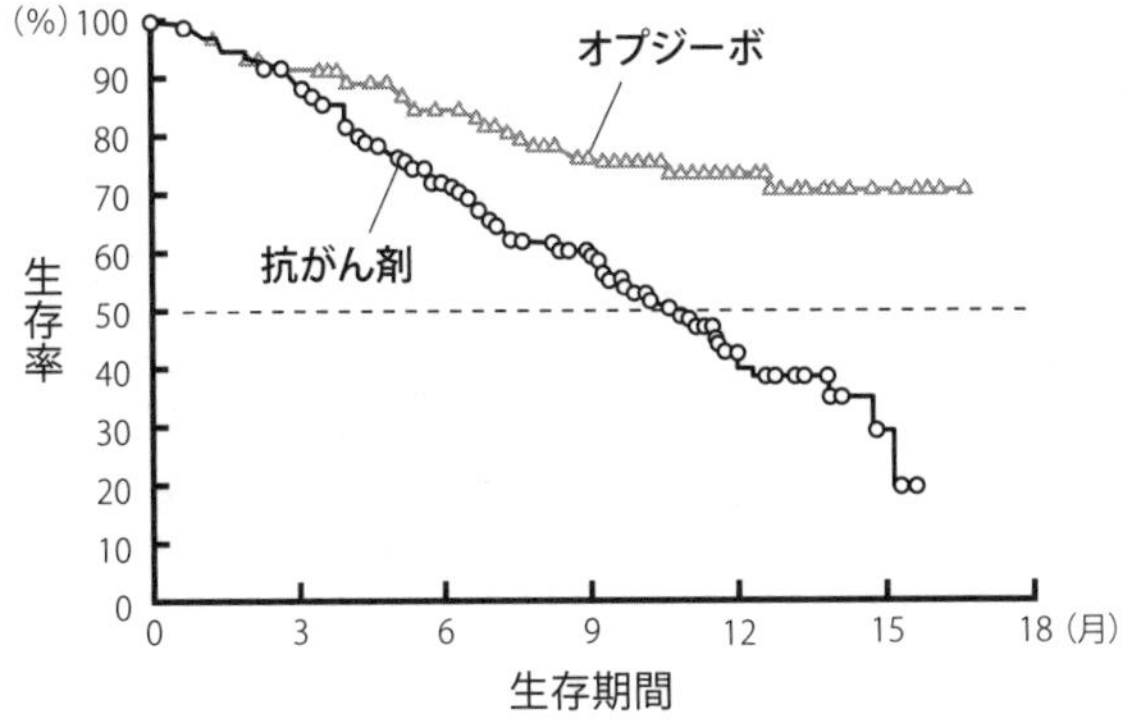

(出典:N Engl J Med 2015;372:320)

図8 ▶ メラノーマに関する新たな比較試験の結果

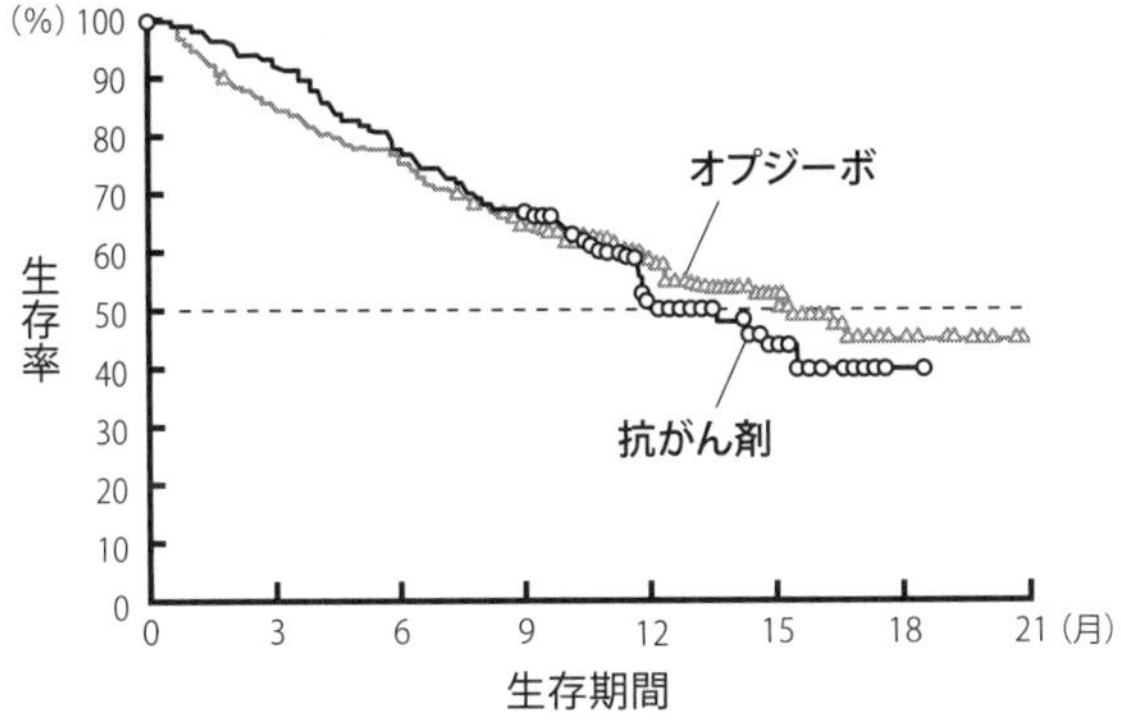

(出典:Lancet Oncol 2015;16:375)

ノーマに対してです。その承認根拠となったのが、このA試験のグラフです。患者さんの生存期間は、抗がん剤よりオプジーボのほうが、はるかに良好です。これを見ると、オプジーボは奇跡のクスリ、と思いたくなります。

ところが、同じような比較試験が、もうひとつ実施されていました。それが図8のグラフです。「B試験」と呼びましょう（図はオプジーボ・インタビューフォームから。2017年7月アクセス）。

このB試験では、オプジーボによる生存期間のグラフと、抗がん剤によるそれとが、ほぼ重なっています。これら2つの試験の被験者は、どちらも転移しているメラノーマ患者なので、試験結果がこのように大きく異なり、矛盾するのはありえないことです。

矛盾があるというのは、どちらかの試験が間違っているということ。

この点、インチキしてまで「新薬が無効」であると見せかける製薬会社や研究者はいないので、無効だったB試験のほうは正直に実施され、ありのままを報告しているはずです。つまり、A試験のほうに間違いがある。言い換えれば、試験を実施し論文にする過程でインチキがなされた。

では、どういうインチキか。いろいろなテクニックがありますが、代表的なものはこうです。

2つのグラフのうえには、三角や丸い印がたくさん載っていますね。それがインチキの種です。

胃がんや肺がんなどと同じく、メラノーマも転移がある患者さんはバタバタと亡くなっていきます。そのためB試験のように、生存期間のグラフはぐんぐん下がっていく。ただし、グラフにつけられた丸や三角のマークは、その時点で生きていると扱われた患者たちです。

つまり試験をしている期間中、患者たちは研究機関を定期的に受診します。そして受診した患者については、その時点では生きていたのだからと、グラフに丸や三角のシルシをつける。

そして、その患者さんが後に、自宅や他の病院で亡くなっていることが分かれば、死亡した時点でグラフを一段さげる。——患者さんの現況調査を熱心に実行すればばするほど、死亡している事実が数多く明らかになり、生存期間のグラフは下落していくわけです。

これに対し、現況調査の手をぬくと、実際には亡くなっている人も、その事実がわからないので、試験期間中に研究機関に出頭した日に生きていたと扱われ、その後に死んだ事実はデータに反映されない。そのため、生存期間のグラフは下がっていかないのです。

そういう手抜きを、オプジーボのグループでだけ行えば、抗がん剤より良好なグラフが得られるわけです。**手抜きをすればするほど、生存期間のグラフが良くなるという背理！**

比較試験は根本的な矛盾をかかえています。

オプジーボは正常細胞を破壊する

肺がんに対しても、オプジーボは新薬として承認されました。承認の基礎となった、抗がん剤とオプジーボをくらべる比較試験で、オプジーボの生存期間が優れていたというのが承認理由です。

ところが、ほぼ同じ条件で、別の比較試験を実施すると、14頁のグラフに見るように、オプジーボの生存期間は、抗がん剤のそれとピタリとかさなってしまった。というよりも最後のほうでは、オプジーボのほうでバタバタ死亡しています。前述した、突然生じる副作用による可能性が高い。

要するに肺がんの場合にも、これとは別の、薬剤承認用の比較試験では、現況調査の手を抜いてデータをつくり、それを薬剤承認の根拠として活用する、というインチキがあったわけです。

前述したキートルーダなど、**オプジーボ類似の免疫チェックポイント阻害剤も、承認のための比較試験には、同種のインチキがあります。**またオプジーボを含め、それらの試験は製薬会社がスポンサーになり、製薬会社の社員が論文著者として名をつらねています。そもそも信頼に値いしないのです。

以上が、がんと免疫の関係を考える材料になります。

免疫システムにとって、がんは本当に敵なのか？

アフリカで誕生した現生人類が、出アフリカをはたし、世界に散らばったのが数万年前です。その頃、人間の平均寿命はせいぜい20歳ほど。そんなに寿命が短いと、成人の病気である「がん」が発生する前に亡くなってしまいます。

とするとその頃まで人体は、がんを敵だと見なして免疫システムを築き上げるというムダなことはしなかったのではないか。

数万年前のヒトと、現代人とでは、からだの構造や機能はほぼ同じはずです。もしタイムマシンで両者が出会えば、子孫をつくりだすことが可能でしょう。なにしろ現生人類の遺伝子には、数十万年前に分岐して別の道をたどったネアンデルタール人のそれが混じっています。ということは、両者が枝分かれしてから数十万年たっても交雑できたのです。

したがって**数万年程度では、遺伝子には根本的な変化がほとんど生じない。つまり今日においても、免疫システムは、がんを敵だと見なしていないはずです。**

仮に、本当に仮にですが、がんを敵と見なすとしても、免疫システムががんを排除するには高い壁があります。免疫システムは正常細胞とがん細胞とを区別できないからです。なにしろ、がん細胞は正常細胞から分かれているため、両者の構造や仕組みが瓜二つなのです。

そう言うと、転移という現象はどうなのか、という反論がありそうですね。がん細胞は転移するけれども、正常細胞は転移しない、だから両者は異なるのではないか、と。

でも実際には、ヒトの正常細胞も、転移するための潜在的な能力を備えています。また、実際に転移を続けている正常細胞もあります。

転移するというのは白血球です。

白血球は、血管から出たり入ったりし、組織の中をアメーバのように移動します。この行動は、がん細胞が転移する様子とそっくりです。他方で、白血球がもつ遺伝子のセットと同じものを、すべての正常細胞がもっている。つまり、ヒトのすべての正常細胞は、転移する能力を潜在的に備えているわけです。

ただし、もし各臓器の正常細胞が転移能力を発揮して、勝手に移動しだすと、臓器がバラバラになって、ヒトのからだは壊れてしまう。それで正常細胞では、なんらかの仕組みによって転移する能力が封印されており、それぞれの臓器に固定されているのです。その封印が破られ、移動するようになったのが、転移がん細胞であるわけです。

要するにそれぞれの細胞の上に、「自分はがん細胞です」という旗や目印が立っているわけではない。**免疫システムは、正常細胞とがん細胞を区別できないのです。言いかえると、免疫システムは、がん細胞を敵だと認識できない。**こういうことからも、「がんと闘う」という概念がむなしいことがわかります。

ただしオプジーボを投与すると、リンパ球ががん細胞を殺すことはあります。でもその場合、正常細胞も殺しています。そして正常細胞の死ぬ量が多いと、副作用の症状が現れるわけです。先に正常細胞の場合を考えましょう。

なぜオプジーボで正常細胞がやられるのか。

すべての正常細胞は、約2万個の遺伝子セットを持っています。ところが年をとるうちに、それら遺伝子にだんだん傷がつき、異常な遺伝子が増えていきます。

遺伝子は、タンパク質を合成するための設計図なので、それら変異遺伝子は、異常なタンパク質をつくりだします。これを「新顔タンパク質」と呼びましょう。専門的には「ネオアンチゲン」と呼ばれています。

新顔タンパク質の一部は、細胞の表面にでてくるので、リンパ球はこれを正常人には通常そんざいしない異常なタンパク質である、と認識します。そしてリンパ球は、その細胞を殺そうとするのが原則です。

しかし、からだの全ての正常細胞には、多少とも新顔タンパク質が生じるし、加齢とともに増えていきます。そのため原則にしたがうと、すべての正常細胞が殺されてしまい、人体はこわれてしまう。そこで人体には、正常組織を守る仕組みが用意されました。それが「免疫チェックポイント」です。

免疫チェックポイントには幾つもの種類があります。代表的なものが、オプジーボの標的となる「ＰＤ１」と呼ばれる物質です。これらがあるためリンパ球は、新顔タンパク質をもつ正常細胞を攻撃できないのです。

しかし**オプジーボを投与すると、ＰＤ１が働かなくなり、リンパ球が正常細胞を攻**

撃して死滅させることが可能になります。このようにオプジーボを投与したときに正常細胞が殺されるのは、いわば必然です。

ただしオプジーボの副作用で、すべての正常細胞が死ぬわけではない。というのは正常細胞では、PD1以外の、別の免疫チェックポイントも働いており、リンパ球の攻撃を防いでいるからです。ただしPD1チェックポイントが果たす役割が大きいと、オプジーボで正常細胞がよく死んで、副作用が生じるのでしょう。

つぎに、がん細胞とオプジーボの関係を考えてみましょう。

がん細胞は、正常細胞に異常な遺伝子がたまって、正常細胞が変化したものです。つまりがん細胞は、異常遺伝子を設計図とする「新顔タンパク質」をかならず持っています。しかし正常細胞と同じく、免疫チェックポイントも備えているので、普段は、リンパ球の攻撃から守られている。

そこにオプジーボが投与されると、PD1免疫チェックポイントが働かなくなります。その結果、がん細胞はリンパ球に殺されて、がん病巣は小さくなるはずです。

では、なぜ前に述べたように、オプジーボががんを縮小させるケースが1~3割しかないのか。

ひとつには、免疫チェックポイントには複数の種類があるため、ＰＤ１だけやっつけても、がん細胞はリンパ球の攻撃から守られてしまうからでしょう。

オプジーボは結局、副作用は抗がん剤と同じように強く、抗がん剤と同じようにヒトを殺してしまいます。

他方で、**がんを小さくする効果は、抗がん剤なみに弱い。**だからメラノーマや肺がんの比較試験で、生存期間のグラフが抗がん剤のそれと重なってしまうのです。

基本的な説明は以上です。このあとのコラムでは、なぜ不出来なオプジーボの開発者にノーベル賞が与えられたのか等、よくある疑問に答えることにします。

column

オプジーボQ&A

この章で解説してきたオプジーボについては、がんの患者・家族をはじめ、一般の方々の関心も高く、僕が主催した講演会でも、質問をたくさんいただきました。それへの回答を知ると、さらに理解が深まるでしょう。

Q 手遅れで医者から見離された肺がん患者が、オプジーボが効いて今では元気になったという記事を目にしたことがあります。オプジーボが有効だという根拠にならないでしょうか。

A 抗がん剤や手術、あるいは民間療法などでもそうですが、「このクスリで良くなった」「これで治った」などの体験談は、世の中にあふれていますね。適当な呼び名がないので、「コレ、ヨカ体験」とでも名づけましょう。

コレヨカ体験は、本人にとっては最大級に嬉しいことですが、じつは学問的には、コレヨカ体験を重視してはならない、とされています。

理由は第一に、その人は、とてもマレな現象に、たまたま当たったのかもしれない。

第二には、特定のケースを強調しただけでは、同じようなクスリや手術を受けたほかの大勢の人びとが、どうなったのかが分からない。前述したようにオプジーボでは、患者さんが副作用でバタバタ死んでいますが、コレヨカ体験を強調すると、世間は、副作用死がないものだと思いこむでしょう。

第三に、１５８頁で解説したように、転移があっても自然に小さくなり、消失するケースがかなり多い。コレヨカ体験は、何もしなくても良くなったケースの可能性があるわけです。

こうした理由で**学問的には、その治療法を実施する根拠にコレヨカ体験を用いてはならない、比較試験のデータが必要だ、とされています。**ところがマスコミに登場する医師たちは、「コレヨカ体験を強調します。
その原因としては、コレヨカ体験を強調してはならないという学問上の教えを知らない、という不勉強さがあるでしょう。そして、胸をはって発表できるような比較試験データがない、という現実もあります。オプジーボの場合も、マスコミ報道で比較試験データを目にした人は、ほぼ皆無でしょう。

Q 副作用に耐えようとする気持ちがあるならば、挑戦する価値がある薬でしょうか？

A オプジーボでは、重度の障害が発生したときは、ある意味アウトです。あっという間に臓器の細胞が攻撃され、臓器の機能不全に陥るからです。そういう命にかかわる症状が現れるまでは、体感できる副作用が抗がん剤よりも少なかったら、水が点滴されているように感じる人もいることでしょう。
これは何かに似ていますね。そう、拳銃に弾を一発込めて撃鉄を引く「ロシアンルーレット」です。弾が飛び出すまでは、撃鉄を引いても、カチリと言うだけで何も感じない。しかし弾が飛び出したら一巻の終わりです。

このような特性があるオプジーボは、「副作用に耐える」という言葉を用いるのは間違いです。

Q 本庶氏の理論とオプジーボの作用機序との関連について知りたいです。

A 本庶氏の理論というのは何か。PD1は理論によってではなく、彼のお弟子さんが偶然見つけたものです。

仮に、オプジーボががんの特効薬になるという考えが、本庶氏の理論だとしておきましょう。しかし、169頁で示したように**比較試験では、オプジーボと抗がん剤との成績が同じでした。つまり理論は間違っていたことになります。**

なぜ間違ったか。理由はいくつか考えられますが、ひとつは、正常細胞にも免疫チェックポイントがあることを軽視ないし無視していたのでしょう。

Q オプジーボは効かないのに、なぜノーベル賞を取れたのでしょうか。

A 本庶氏のグループが発見したのは、PD1による免疫チェックポイントという仕組みと、その働きを邪魔するオプジーボです。この2つを発見したこと自体は大きな業績です。

しかし医学分野では、大きな発見はいくらでもあるので、この発見だけではノーベル賞は無理だと思います。メラノーマや肺がん患者の生存期間が延びた、という比較試験のデータが、授賞の決め手になったはずです。

しかし6章本文で述べたように、**オプジーボがよく効いたという比較試験には矛盾がある**。そのことは、複数の論文を見比べてみれば一目瞭然です。しかも論文は、だれにでも読める医学雑誌に載っている。

だから、ノーベル賞の選考委員会も、オプジーボのデータに矛盾があることを知っていて、それなのに授賞を決めたとしか考えられない。

選考委員の頭の中をのぞき見ることはできないけれど、客観的には、無理にもオプジーボに脚光をあびさせ、医薬産業を盛り立てようとしたことになります。

ついでに言うと、本庶氏も比較試験に矛盾があること、ダメなクスリだと知っていたことは間違いないでしょう。それでも受賞に際して、あの満面の笑み。この業界の闇は深いです。

Q がんは免疫をすり抜けたから増殖しているのに、なぜ免疫療法をするのでしょうか？

A 免疫システムは、敵と味方を見分ける優れた能力を持っているので、もしがん細胞が「敵」としての特徴を有していれば、誕生したばかりのがん細胞をすぐさま殺してしまうでしょう。

だから、ヒトにがん病巣が見つかったということは、免疫システムはそのがん細胞を「敵」とは認識できないという証拠です。したがって、**免疫システムを利用したあらゆる「療法」は失敗が約束されています。**

それなのに免疫療法がもてはやされ、強調されるのには「関係者たちを取りまく事情」があるからです。

今日、細菌やウイルスに対する免疫の力が偉大であることは子どもでも知っています。そういう通念ないし基盤がある場合に、医師や研究者たちが、「がんは免疫にとって敵だ」と言いだせば、一般の方がたはみんな信じてしまうはず。

そういう誤解を利用しているのが、ちまたに乱立している、免疫療法クリニックです。ぜんぜん効果がないのに、老後資金としてためていた3000万円を全部巻き上げるようなことを平気でします。

そして製薬業界や専門家たちも、免疫という言葉の魔法に気がついた。免疫療法とうたえば、社会や患者をだませるぞ、と。

その背景には、抗がん剤の評判が悪いことや、医薬業界の苦境があるでしょう。つまり、どんなに売れているクスリも、特許切れの時期を迎えると、他社から安値攻勢を仕掛けられ、製薬会社の収益の柱があっという間に消えていきます。

そのため医薬業界には、年に数千億円以上を売り上げるクスリを是非ともつぎつぎ世に出したい、という願望が渦巻いています。その願望に手を貸す医師たちと、助長する各国の承認機関もそろっている。そういう構造のなかから、近時は流行商品として、免疫療法剤が生みだされてくるわけです。

column

余命告知はそもそも不可能

がんの臨床現場では、しばしば「余命告知」がなされます。

がん患者の余命と聞くと、一般の方がたは「末期がん患者」のそれを思い浮かべることでしょう。

そこで質問ですが、お天道様からみて「余命半年」の患者さんが100人いた場合、それから1か月、2か月……6か月などの時点で、それぞれ何人ずつ生き残っているでしょうか。

想像するに読者は、5か月ころまではほぼ全員が生きているけれど、6か月前後でバタバタ亡くなり、7~8か月ころまでには全員が死に絶える、と思われたのでは？

しかし、そういう理解は間違いです。

図9のグラフAは、「余命半年」の患者たちの「生存期間」のグラフです。専門的には「生存曲線」と言います。

図9▶真実「余命半年」である患者たちの生存期間

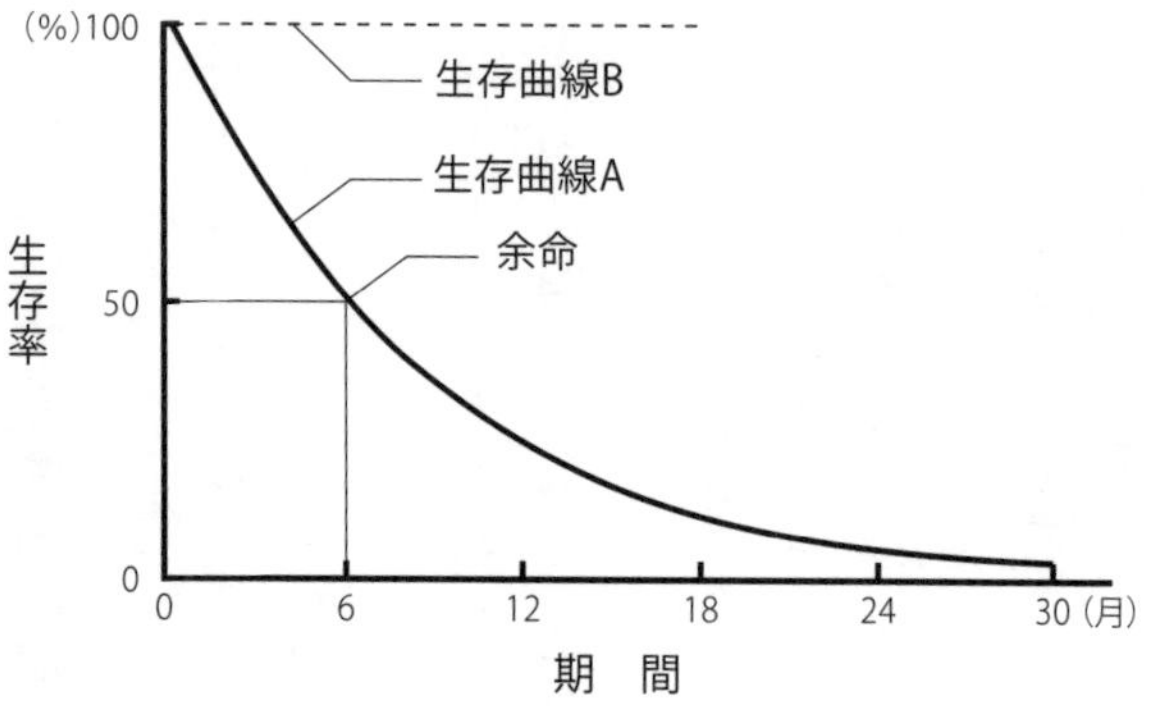

生存曲線Aでは、6か月後には「生存率」が50%になります。つまり半数が死んで、半数が生き残っている。——この半数が亡くなるまでの期間を「余命」と言います。かたく言えば「半数死亡期間」です。

余命期間が異なる場合にも、グラフのかたちは同じです。「余命1年」のケースであれば、図の横軸の「6か月」という目盛りを、「1年」に置き換えればよいのです。

余命判断が正確な場合には、グラフから分かるように、余命告知のあと直ぐに亡くなる人がでて、その後もバタバタ死んでいきます。

ということは、すぐにも死にそうに見え

る患者たちでしか余命判断ができない、ということです。具体的には、多数の肺転移があって息苦しくなっている、全身がんのために体力が落ちて車イスでの移動を強いられている、などのケースです。

しかし、がん治療現場で余命告知されるケースのほとんどは、がんが発見されたばかりです。それまで日常生活に問題はなく、高齢者でも元気です。また通常、臓器転移は明らかでない。

どこかに臓器転移がひそんでいることもありえますが、それが増大してくる場合でも、発見時点で元気だったのだから、すぐ死ぬようなことはなく、亡くなるまでに1年、2年……とかかるものです。

つまり、**余命告知をされる患者の99％以上は、がんを放っておいても、図9Aのような経過は取らないのです**。がんを放置した場合には、進行がんでも当初、生存率が100％のまま推移する、破線で示した、生存曲線Bのようなグラフになります。

それなのに、医師たちが余命告知をするのは決まって、患者さんが手術や抗がん剤に難色を示した場合です。患者さんが恐怖や不安にかられて治療に突入するよう、

「脅し」の手段として余命を用いているのです。――僕のセカンドオピニオン外来にこられた9000人以上の患者さんのうち、正しい余命期間を告げられていたのは、わずか数人でした。

聞き取りでは、医師たちが元気な患者さんに告知をした場合、「余命半年」が多い。なぜ「半年」なのか。

じつは以前は「余命3か月」が多かったのです。――見かねて僕が『「余命3カ月」のウソ』という本を2013年に上梓したら、出版直後には外来に、「余命4か月と言われた」と訴える患者さんが何人も来られました。ウソのようなホントの話です。

――いまは「余命半年」が主流です。

異口同音に「余命半年」と言うのは、結局は、がんを放置した患者さんたちのその後を見届けた経験がないからです。患者さんが治療を断ると、ほとんどの医師は「もう診てやらない」と言うため、患者さんは再訪せず、その後がわからず終わるのです。

それでも「余命半年」に統一されているのは、がん治療医の世界に「裏マニュアル」が流通していることを示唆します。

もう一つは、自分の経験から類推している面もあるでしょう。つまり手術や抗がん剤治療をしたケースでの、生存期間の実績から、放置した場合にもこうなるだろうと思っている。――図9Aの実線のように、告知後すぐ死にはじめてどんどん死んでいくのは、元気な患者たちに手術や抗がん剤治療をした場合の、生存期間の典型的なパターンなのです。

以上を要するに、担当医に余命告知をされた場合、「治療を受けたらそうなるんだな」と思えば間違いありません。

第 7 章

「健康常識」の大罪

本書ではここまで、がんや生活習慣病に対する医療行為が、情報隠ぺいやウソを基盤として実施されていることをみてきました。

同じ事情は、健康法や病気の予防法にも見られます。

医師たちによって流布され喧伝される「健康なうちにコレコレをしたほうがいい」という話のほとんどには、情報隠ぺいやウソが紛れこんでいるのです。

ただ健康法や予防法は、からだを痛めることがはっきりしているクスリや手術と違い、「効果がなくてもご愛嬌」、「ムダかもしれないが、体に悪くはないだろう」と考えておられる方も多いことでしょう。

しかし、健康法や予防法といえども、からだに働きかける「物や事」である以上、なんらか作用をおよぼします。そしてたいてい、悪いほうに作用しますし、死者をだす健康法や予防法もあります。

本章では、健康診断、入浴、サプリメント、ピロリ除菌、ワクチンなど、いのちを縮める危険性があるものについて検討していきます。

欧米には「職場健診」が存在しない

元気な人にとって最大級の脅威は、職場や市町村が実施する健康診断や、ご自身で受ける人間ドックです。以下、まとめて「健診」と呼びますが、便宜上、胃がん検診や乳がん検診など、個別の部位の検診も含めておきます。

どれも、がんや生活習慣病で亡くなることを予防しようというのが建前ですが、健康が増進するという根拠データはなく、逆に、健診を受けると寿命が縮まります。

前書きで紹介したフィンランド試験は、**高血圧などの生活習慣病を早期発見して治療すると寿命が縮むという極上の証拠です。**

がんに関しても、早期発見努力によりがん死が減るのではなく、逆に、がんの死亡数や総死亡数が増えることを示す比較試験結果がいくつもあります（肺がん：Int J Cancer 1990;45:26, 大腸がん：Lancet 1996;348:1472, 乳がん：BMJ 2014;348:g366 など）。

そのため欧米では、乳がん検診や前立腺がん検診などの廃止へ向けた見直しが進んでいます。しかし日本では、それらを含め、肺がんや胃がんの検診など欧米では根拠がないとされているものまで、厚労省が中心となって推進しています。

欧米には、職場健診が存在しないのをご存知ですか。

フィンランド試験以外にも、いろいろ比較試験が実施されてきて、健診は無効とわかったことが大きい（BMJ 2012;345:e7191）。

ところが厚労省は、これらのデータを知りながら、職場や市町村に健診実施を義務づけ、実施状況を監視している。職場では、厚労省の顔色をうかがい、懲戒処分まで匂わせて、従業員に受けさせています。

からだにかかわることを強制するのは人権問題です。それゆえ人権意識の強い欧米では、もし職場健診を始めて強制したら、訴訟問題になるのは確実です。

それに関し、ひとつのケースを思いだしました。90年代のことですが、日本に一時在住していた20歳代の米国人女性が、なにか身体の不調で病院へ行ったら、ろくに説明もされずに胃のレントゲン撮影をされた。何十枚も撮られて放射線被ばくが心配だと、日本で訴訟を起こしました。その後ぼくのところに相談に来たけど、発がんするなどの被害がまだ生じていないから、日本の裁判所では勝てないよ、とアドバイスしましたが、その権利意識の高さに驚かされたものです。

それに比べたら、日本人はなんと従順なことか。しかしその従順性が、見つけないほうがいい病気を発見されて、治療で早死にすることにつながっているのです。

人間ドックも、日本の特殊事業です。健康状態が改善するというようなデータもないのに、１９５４年に複数の病院で始められたのです。始祖のひとりが１２５頁で述べた、「習慣病」の名づけ親である、聖路加国際病院の日野原重明氏です。医師の初任給（月給）の４倍もの料金をとったと言いますから、金もうけが目的だったことは間違いない。

結局のところ「健診」は、健康な人たちを「病人」に仕立て上げ、クスリや手術の対象とする、大掛かりな「国家装置」の一部なのです。

この装置によって患者が激増し、医師、製薬会社、機器メーカーなどからなる「医療産業」がうるおっている。厚労省の役人たちは患者や一般人の味方ではなく、天下り先を確保する必要などから、医療産業の隆盛を願い、患者増産策を推進しているのです。

このように国民や国家にムダな金を使わせようとする健診は、土木工事と同じく「公共事業」であるわけです。

ただダムなどの土木工事は、荒廃するのが川などの自然であるのに対し、健診は傷つき早死にするのが人間である点が異なります。

やればやるほど死亡率が上がる「ピロリ除菌」

ピロリ菌とは胃袋のなかに住み着く、胃がんの原因になると考えられている細菌です。ただ、ピロリ菌に感染した人がとても多かった時期にも、胃がん死亡数は一貫して減少していたので、この説には疑問もあります。

いずれにしても日本では、検査してピロリ菌を発見し、除菌しようという一種のキャンペーンが行われていて、実際にも多くの方が「ピロリ除菌」を受けています。

しかし、**除菌の効果を確かめるための比較試験では、「除菌グループ」の総死亡数が増えることが分かっています。**

ひとつは中国で実施された比較試験です。

非除菌群の総死亡数が１４２人に対し、ピロリ除菌群では１５７人になっていますJ Natl Cancer Inst 2012;104:488)。

もうひとつは、韓国で実施された比較試験。

非除菌群の総死亡数が６人に対し、ピロリ除菌群では11人になっている（N Engl J Med 2018;378:1085)。

後者の論文が掲載されたのは、世界でもっとも高名な医学雑誌である「ニューイングランド・ジャーナル・オブ・メディスン」です。しかし論文本文には、総死亡数が書かれていなかった。ウェブ上にアップされた「付随データ」を見ていくと、ようやく総死亡数がわかる仕掛けになっていました。

論文読者のほとんどは、ウェブ上の付随データは閲覧しないので、総死亡数が増えたことを知らずに終わります。――医学雑誌の編集者らが「総死亡数かくし」に協力しているのと同じなので、これは深刻な問題です。

総死亡数が増えた原因は何か。

ピロリ除菌による胃がんの減少効果が弱いか無いこと、および、除菌に用いる抗菌薬など3種のクスリが強力すぎて、副作用で人が死ぬからでしょう。

副作用でとくに危険なのは、重篤な下痢が続く「偽膜性腸炎」です。抗菌薬で大腸の「善玉菌」が死滅して、「悪玉菌」がはびこる「菌交代現象」が生じるのです。高齢者はことに死にやすい。治療には、他人の大便をカプセルに入れて飲ませる「便移植」が効果的です。

除菌が成功しても、患者たちには意外なことが告げられます。

医師から、「ピロリ除菌をしても、胃がんが生じることがある。半年に1度、内視鏡検査を受け続けてください」と言われてしまうのです。

なんのことはない、ピロリ除菌をきっかけに、医者の定期的収入源にされてしまうのです。

ピロリ除菌も、健康人を対象とした「公共事業」であるわけです。——総死亡数が増えるのも、事業の執行上のやむをえない犠牲なのでしょう。

なお念のため述べておくと、ピロリ除菌に成功すると、胃粘膜が正常化して、胃酸の分泌が増えます。そのため、食道粘膜が障害されて「逆流性食道炎」が増え、その影響で、食道から胃への出口にあたる部位の「食道がん」が増えると言われています。

そのため、もし胃がん死亡が減ったという研究報告があったら、食道がん死亡が増えていないか調べる必要があります。実際、前述した中国での比較試験では、ピロリ除菌により胃がん死亡が少し減ったとされているのですが、「胃がん死亡＋食道がん死亡」の数は、除菌しなかったグループと同じでした（前掲J Natl Cancer Inst）。

危険極まりない肺炎球菌ワクチン

ワクチンを打っている大人や子どもは多いですね。

インフルエンザワクチンは、毎年５０００万本が打たれているし、高齢者には「肺炎球菌ワクチン」もある。子どもはさらなり、乳児から就学時までに40本ちかくを打つことになります。

ワクチンには、ぜひ必要なものも確実にあります。かつての天然痘や小児麻痺のワクチンがそれでした。ただ必要性は、時代や環境によって異なってきます。

世界有数の長寿国であり、**健康人が多い日本では、以下で述べるように不要・危険**

なワクチンも少なくないため、現行ワクチンの全部が必要ということはありえない。
そもそも高齢者は、ワクチンがほとんどない時代を生きてきたから今があるのです。

どのワクチンを打つかは、本人や、子どもの親御さんが、自分自身で検討して決める必要があります。というのも日本では、ワクチンを打つかどうかは自由とされている半面、死亡事故や脳障害などが起きても国や医師は責任を取らないからです。ワクチンを打つことを決めた本人や親の「自己責任」とされるのです。

具体的には、各ワクチンの「必要性」、「有効性」、「副作用」という3要素を比較して天秤にかけ、打つかどうかを決めるべきです。その作業の一助にと、僕は『ワクチン副作用の恐怖』（文藝春秋）という本を上梓し、各ワクチンについて解説しています。――そのすべてをここで再言するのは不可能なので、いくつかのワクチンにつき、ごく簡単に解説します。まずは「肺炎球菌ワクチン」から。

最近、肺炎で亡くなる高齢者がふえたことが問題になっているため、肺炎球菌ワクチンと聞くと、「必要かも」「打ってみようかな」と思う方が多いようです。しかし誤解があります。

死亡につながる肺炎の大半は、脳卒中の後遺症やボケなどで、食事がうまく摂れなくなったあげくの「誤嚥性肺炎」です。これに対しワクチンの対象は、食事とは無関係に、健康人にも起こりうる「細菌性の肺炎」です。

いずれにしても、**死亡する人がワクチンで減れば、「有効」と認定できるでしょう。しかしこのワクチンは無効というより有害です。**

というのも日本での、介護施設入所者を対象とした比較試験では、ワクチン接種により総死亡数が増えたからです。非接種者では80人が死亡したのに対し、接種者では89人が亡くなっています（BMJ 2010;340:c1004)。

驚くなかれ、厚労省はこの比較試験を根拠としてワクチンを承認したのです。

BCGワクチンでウシ結核が増える！

乳児に接種する、結核対策としての「BCGワクチン」も問題山積です。

そもそも日本では、新規に発症する結核は激減し、子どもの結核はゼロちかくになっています。それは欧米諸国でも同じですが、違うのは、BCGワクチンを実施していた国々も、ほとんどが廃止していることです。まだ続けている日本は、先進国のあいだではきわめて特異な状況にあります。

BCGワクチンは副作用が甚大です。生きている「ウシ結核菌」を用いているため、乳児に「ウシ結核」が発症してしまう。その発症数はかなり多く、乳児結核の数を超えている可能性があります。ワクチンで結核が増えるのでは、本末転倒です。

これはペットに対する狂犬病ワクチン問題と酷似しています。

日本では1957年を最後に狂犬病の発生はなくなっています。日本には、厳格な検疫体制があるからです。英国やニュージーランドなどでは、狂犬病が発生しなくなったら、予防接種をやめています。

ところが日本は、いまだに狂犬病ワクチンを続けており、そのため副作用で年間、数十頭が死亡しているのです。

不要な狂犬病ワクチンが続けられているのは、獣医たちの政治力によるところが大きい。獣医の生活保障のためにペットが犠牲になっているわけです。BCGワクチンが小児科医の生活保障になっているのとそっくりです。

ＢＣＧワクチンは「川崎病」の原因にもなっています。

川崎病は子どもに発疹、発熱、心臓の血管異常などが生じる病気で、日本での発症率は、世界のなかで断然トップです。

原因不明とされていますが、各種のワクチンの影響であることは間違いなく、なかでもＢＣＧが大きく影響しています。ＢＣＧ接種をしていない欧米諸国では、発症率がすごく低いのです。

５歳未満の乳幼児10万人あたりの川崎病の年間発症数は、デンマークが５人、英国が８人、米国は19人ですが、日本は２１９人です。

日本では、ＢＣＧワクチンが全員に打たれたあとに、多種類の他のワクチンが打たれ、免疫反応が強くでて、川崎病が発症するのだと思います（詳細は前掲書）。

今日、子どもたちも元気で健康なので、本格的な病気になる子は少ない。そして少子高齢化。子どもの数はどんどん減る一方です。その点ワクチンは種類が多く、健康な子どもに何十回も打てることもあり、小児科経営の大きな柱になっています。

それなのに親御さんたちが、「川崎病はワクチンの副作用だ」と気がついたらどうなるか。経営にとって大打撃です。ワクチンを打つのは小児科医。川崎病の診断・治療をするのも小児科医。ワクチン原因説を唱えたら、村八分が待っています。

川崎病に限らずワクチン業界は、副作用をできうるかぎり公認しないよう注力してきました。

ワクチンの副作用が疑われたケースは、ワクチン専門家からなる厚労省傘下の「審議会」が検討します。結果、「因果関係がある」つまり「副作用」とされると、厚労省が製薬会社に「添付文書」に副作用として記載するよう命じます。

ところが審議会では、言を左右にして「副作用」と認定しないのです。「突然死」のケースを2例あげましょう（詳細は前掲書）。

ひとつは、94歳の女性のケース。肺炎球菌ワクチンを接種されて35分後に全身状態が悪化し、それから15分後、つまり接種時から50分後に急死しました。ところが審議会は、「因果関係は判断できない」「肺炎球菌ワクチンは安全性において重大な懸念は認められない」としたのです。

2例目は、元気に走り回っていた10歳の男子。「日本脳炎ワクチン」の接種後5分で「心肺停止」。審議会での結論は、ワクチンと死亡との「因果関係は不明」でした。

審議会は突然死ばかりでなく、前述した「川崎病」や「乳児突然死症候群」、「多発性硬化症」などについて、因果関係を否定する判断を繰り返しています。


また子どもに打つワクチンの本数があまりにも多いため、日本小児科学会は、「複数ワクチンを同時に接種しても問題はない」という趣旨の声明を発表し、同時接種の推進に一役かっています。

しかし、同時接種が危険であることは、データ的に明らかです（Vaccine 2014:32:598）。しかも**ワクチンは、それぞれが「劇薬」に指定されています。**1本でも危ないのに、それを何本も同時接種したら……。

上級医らや厚労省が何も警告しないものだから、臨床現場では、何本も同時接種するのが常態になっています。忙しくて何度も子どもを小児科に連れていきにくい母親にとっては、同時接種をしてくれる医師たちが「いいお医者さん」になっているのだとか。

その結果、7種のワクチンを同時に接種されて「脳症」が生じ、後遺症が残った乳児がいます(前掲書)。


確実なことには、子どもへのワクチンも「公共事業」として実施されています。

具体的には、ワクチンを製造する製薬会社、ワクチン接種で手間賃をかせぐ小児科医や内科医たち、そして医薬業界という将来の天下り先を盛り立てておきたい厚労省の官僚たちです。——これは、土木の公共事業から利益を受けるのが、建設会社、政治家、官僚であるのとそっくりです。

高体温——「温活」信仰は、デタラメばかり

最近、からだや健康にとって体温が高いほうがいい、という話が広まっています。

セカンドオピニオン外来でも、「がんには体温を上げたほうがいいんですよね」、「どうやったら体温を上げられますか?」と質問する方が増えています。

ウェブでは、「体温の低いのがもっとも体に悪い。ガンが一番の好物は35度台。体

温をあげればガンは死滅する。もしステージ4で手術できなければ、体温をあげることに専念しよう」という言説も見かけました。

以前には見られなかった現象です。テレビなどマスコミの影響でしょう。出演した医師たちが、「体温は36・5℃以上が理想的」、「35℃台の方は要注意」、「毎日さまざまな方法で体を温める『温活』を始めましょう!」、「ぽかぽか美人になりましょう」などと強調するからです。なお温活とは、健康を維持するために体温を上げようとする活動の総称です。

しかし、これらはウソだらけ。

高体温がいいという話の出所は、新潟大学名誉教授だった安保徹氏でしょう(2017年没)。『体温免疫力』、『人がガンになるたった2つの条件』などの著書がある氏は、

「体温を上げると血流はよくなりますし、免疫力も活性化するわけです」

「(がんを)低酸素、低体温状態に陥った生活を見直していくことで治癒させることもできる」

などと語っていました。

しかし、どれにも根拠となるデータがない。

とくに「体温を上げればがんが治る」というのは、学問的には一発レッドです。がん細胞は高温で死にますが、そのためには体温を43℃以上にしなければならない。でも43℃以上にしたら、からだ中のタンパク質が変性して、患者さんが死んでしまいます。

ところで体温が高い人では、白血球など免疫細胞の活動力が高いことは事実です。でも「温活」を主張する人たちは、因果関係を逆にとらえている。――細菌やウイルスに感染すると、免疫システムの活動を助けるために、からだの調節システムが体温を上げるのです。

つまり体温が高いのは、からだに細菌やウイルスが侵入していて、その人にとって好ましくない状態にあるサインです。

近年、そのことを実証する調査結果が報告されました。

米国ハーバード大学の系列病院で、外来患者など3万5400人の体温を測り、その後どうなったかを追跡すると、平熱が高いほうが、死亡率が高かったのです。具体的には、体温が０・１５℃上がるごとに、１年後の死亡率が８・４％高くなっています。

平たくいうと、かりに体温が同じ１万人のうち、１年内に１００人が亡くなる場合、体温が０・１５℃高い１万人のグループでは、死者が８・４人ふえて、１０８・４人なるわけです。また、それより０・１５℃高い、別の１万人のグループでは、死者がさらに８・４人ふえる、ということを繰り返していきます。

この調査では、対象者の平均体温は36・６℃で、95％の人たちは、35・７℃から37・３℃の範囲に入っていました。つまり一部の医師たちがダメだという、35℃台の人たちが、死亡率が一番ひくかったのです（BMJ 2017;359:j5468）。

古来、微熱や体温が高いのは、病気や感染症のサインとされてきました。現代でもそれは同じであるのです。

入浴するほど死にやすい

前項の「温活」では、「お風呂」が強調されていました。故安保氏も「体を温めることです。それには入浴がもっとも効果的です」と。

しかし前述したように、高体温は生命活動にとって不利なことが明らかになったのですから、入浴の効果も見直す必要がありますし、入浴で体温が高くなるという話自体が疑わしい。

なぜならば、風呂からあがって数十分もすれば、体温はもとに戻ってしまうからです。人のからだは、体温も一定に保たれるよう、つねに調整しているのです。

そのうえ入浴は、人が死ぬ可能性がグンと高くなります。

日本では、**風呂場で亡くなる人は推計で、年間1万9000人！　じつに交通事故死の5倍なのです。そのうち冬場の死亡が約半分をしめます。**原因を考えてみましょう。

冬に多いのは、暖かい場所から寒い脱衣所に行くと、血管が収縮して、血圧が急にあがるからでしょう。心筋梗塞や脳卒中がふえるはずです。

また入浴で体温があがると、血圧が急速に下がる。結果、脳へ行く血流が減って、意識が低下し、溺れてしまうのも理由でしょう。「立ちくらみ」も生じやすい。風呂から立ち上がるときに転倒して頭蓋内出血。あるいは風呂に倒れこんで溺死、などの結果がまっています。

また降圧剤を飲んでいると、入浴は一層危険です。1章で解説したように、降圧すると脳梗塞が生じやすいのですが、入浴して脳への血流が減ると、発症率がさらに高まります。

入浴事故の原因に関しては、最近、主たる原因は「熱中症」ではないかという説が登場しました。入浴中に気持ちが悪くなった（けれども死ななかった）人たちの調査で、熱中症が62％、熱中症の疑いが22％だった、亡くなられたケースでは、熱中症で意識を失い、溺れたのでは、と言うのです。十分な説得力があります。

いずれにしても、「温活」と称して風呂を勧めれば、人びとは日に何度も入浴するでしょう。結果、死亡するリスクは倍増するはずです。——温活は、入浴事故を増やしているに違いない。罪深いことです。

サプリメントは効果ゼロ

健康のために、治療のためにと、サプリメント（以下、サプリ）を飲まれる方は多いですね。ことに、がんと診断された場合には、ほぼ全員が一度は検討されるようです。――「何か自分でできることをしたい」というお気持ちは、痛いほどよくわかります。

でもサプリは、健康な人が実行しても危険性があります。

たとえば「ニンジンジュース」です。

一日に何本ものニンジンを用いるジュースは、世の中にすっかり定着しているように見えます。『ニンジンジュース健康法』といったたぐいの本が何冊も出版されているし、「がんが消える」という話も流布しているからでしょう。僕のセカンドオピニオン外来でも、実行されている方によくお会いします。

ニンジンジュースは、なかに含まれる「ベータカロテン」の摂取量を上げることが目的です。提唱者は、これに「抗がん効果」などがあるなどと主張されています。

しかし**事実は逆です。ベータカロテンで、がんや死亡数が増えることが示されてい**

るのです。フィンランドで実施された比較試験がそれです。

この試験では、3万人の喫煙男性を、ベータカロテンを飲むグループと、飲まないグループに分けています。結果、ベータカロテン摂取グループで、肺がんの発生率が18%も増加しました。

またベータカロテン群では、肺がん死亡などが増えたため、「総死亡率」も8%増加しています（N Engl J Med 1994;330:1029）。

なぜそうなるのか、理由は不明です。

しかし狩猟採集をおこない、「雑食」が基本だった人類は、なにか特定のものを過剰に摂ることには慣れていない。そのため摂りすぎると副作用がでる。場合によっては、がんになったり死んだりする、と考えておけば十分でしょう。

ベータカロテン以外のサプリについても同じことが言えます。

健康状態を改善するような特定の効果が示され、証明されたサプリはありません。

その一方、**もし人体に何らかの作用を及ぼす種類のサプリであれば、過剰に摂取すれば、かならず害作用が生じうる、と心得ておきましょう。**

ブドウ糖はがんの餌である

がんの患者さんたちのなかでは、「がんが消える」をうたう種々の「食事療法」が流行しています。

僕の外来にこられる方の中にも、食事療法に関心がある方や、「断食は効果的ですか？」、「ブドウ糖は、がんの餌なんでしょう？」などと聞いてくる人がよくいます。

しかし結論から言うと、**がんに食事療法は効果がなく、命を縮める危険性が高い。**順に説明していきます。

人びとが「がんが消える食事」にひかれるのは、自分のがんは食事の影響で生じたのだろう、と思うからでしょう。だから食事を変えれば、がんが良くなるはずだ、と。

しかし、がんは遺伝子の病気です。大気汚染、自然界の放射線など、さまざまな物質が正常細胞の遺伝子を傷つけ「変異遺伝子」に変えていくので、細胞の「がん化」が生じます。そして「変異遺伝子」が生じた場合、それを正常な遺伝子に戻すことはできないのです。

とはいえ、もし食事療法を実践している人で、がんが縮小したり、消失したりすると、本人や周りの人びとは、食事療法の効果だと受けとるでしょう。

しかし前述したように、がんが自然に縮小し消失することはよく見られます（158頁）。でも、原因や理由が明らかになったケースは、これまで１例も存在しないのです。

食事療法についても、それでがんが縮小・消失することを示した研究は存在しません。

この点、『ケトン食ががんを消す』（光文社新書）という本では、「ほぼ完全な糖質制限」によって、体内に「ケトン体」が増え、「がんの完全寛解」が見られる、と主張しています。しかし本を読んでみると、手術でがんを切除したケースまで「ケトン食による完全寛解」と称しているので、何をかいわんや。

そもそも実験的研究では、ケトン体を増やすと、がん細胞の増殖や転移が増加するとされています（Cell Cycle 2012;11:3964）。

このように、「食事でがんが消える」と主張する医師たちは、「エセ医学村」の住人です。

命を縮める危険性とは何か。

がんの食事療法はいろいろありますが、どれも真面目に実践すると、ほぼ確実に痩せていきます。なかには、骨と皮だけのようになる患者さんもいます。

たとえ健康人であっても、極端に痩せていると、総死亡率が高くなることは前述しました（117頁）。

また健康人でも、摂取する総カロリー中の炭水化物や糖質の割合が低くなると、総死亡率が高くなることも解説しました（72頁）。

がんの食事療法によって、摂取する糖質が減り、痩せたりすれば、健康な人と同じく、総死亡率が高くなるはずです。

現に、がん患者たちの直接死因でいちばん多いものは「栄養失調」です。

これは終末期医療にかかわる医師たちが痛感しているところです。ある緩和ケア医は、著書『「がん」では死なない「がん患者」 栄養障害が寿命を縮める』（光文社新書）のなかで、「がん患者の大半が栄養不良による感染症で亡くなっている」と述べています。

末期の患者たちこそ、十分な栄養をとる必要があるのです。**食事療法で痩せると、がんに対する抵抗力が失われるからでしょう、眠っていたがんが目をさまし、暴れだすこともあります。**僕もそうやって早死にした患者さんを何人も見てきました。

だからもし、がんと診断されたら、栄養のあるもの、美味しいものをバランスよく食べて、体重を適正範囲に維持することです。

ちまたの健康番組はウソが9割

人口の高齢化の影響でしょう、健康番組が人気です。しかし、たいていウソが混じっています。

ことに**健康な人たちに、がんや生活習慣病の検査を呼びかける番組は、ウソだらけと言えます。**ここまで本書を読んでこられた方には、理由は自明でしょう。テレビ番組にあおられて検査を受け、病気を発見されて治療され、早死にした方はこれまで何百万人もおられるでしょう。痛ましいことです。

そういう健康番組には、きまって医師が出演しています。医師が語ると、話に重みがつくからです。——健康番組にウソがあるということは、医師たちがテレビカメラに向かってデタラメを言っているということです。例をあげましょう。

出演した芸能人の「余命」を占い、医師が本人に告知するテレビ番組があります。種々の検査をして病気を見つけ、医師団が「余命3年、寿命44歳」などと宣告するのです。しかしこれは、一から十までウソと言えます。

というのも「余命」とは、半数が亡くなるまでの期間だからです（188頁）。

そして高齢者でも、余命期間は相当に長い。たとえば、健康人と病人とが含まれている、日本全体の90歳の男性をみると、余命は4・3年もあります。病人が含まれていても半数は4年以上生きるということです。いま40歳の男性なら、半数が亡くなるまでに42年もかかります。

このように真実の余命は長いのですから、元気でピンピンしている健康な40代の芸能人は、たとえ検査で何か異常が見つかっても、半数が3年で死ぬことなどありえない。**元気な人の「余命」を年単位で判断するのは不可能なのです。**

要するに「余命3年」というのは、根拠なくして言った、視聴者を面白がらせるための戯言《ざれごと》です。

こういう医師たちは、今や、たいてい芸能プロダクションに所属しています。視聴者うけすることを言わないと、テレビ局からお呼びがかからなくなるし、プロダクションが次の番組をあっせんしてくれなくなります。

それにしてもテレビ局の、他人の余命を占う番組をつくるという発想自体が「人間や命を冒とく」していますし、協力する医師たちも下品で下劣です。それを見ている視聴者も、大いに反省すべきです。

マスコミを信じると早死にする

本章で紹介してきたのは、テレビや新聞で強調されるけれども無根拠かつ危険な言説です。

国民の大部分は、マスコミは真実を伝えてくれると信頼しておられるでしょうが、こと医療に関しては違います。

そうなるのはひとつには、マスコミを商業主義が支配しているから。製薬会社は民放テレビ局の重要なスポンサーなので、その意向に反する番組はつくれないのです。

その点、スポンサーとは無縁なNHKであれば、公正なテレビ番組をつくることができそうですが、実際には難しい。ある医療行為の有効・無効の判断を、上級医である専門家たちに任せざるをえないため、簡単に誘導されてしまい、無根拠な医療行為を特筆大書して紹介する結果におちいる番組が圧倒的多数です。

もちろんNHKにも、真面目で優秀なディレクターもいて、公正な内容の番組がつくられることもあります。が、そういう番組は稀有です。

新聞も事情は同じです。記事作成に専門家たちの協力を仰ぐために、簡単に誘導されてしまいます。ただ医療分野を専門としてきた記者のなかには、比較試験のデータもよく知っていて、がん検診や生活習慣病の治療など、現行医療に批判的な人たちもいます。しかし、新聞社の上層部の方針が、がん検診など既存医療の推進であるため、なかなか記事化はできないようです。

要するに、マスコミを信じていると、早死にする可能性が高くなります。

column

生活習慣病のクスリは、すぐやめるが吉

いま飲んでいる生活習慣病のクスリをやめたい、「断薬したい」と思っている方はたくさんおられるはずです。

ただ、やめ方がわからない。やめたら危険ではないのか、などの懸念があって、実際には踏み切れない。そこで、断薬の仕方を解説しておきます。

まず、急に断薬するのが危険なクスリがあります。代表的なのは、関節リウマチなどに使われるステロイド（副腎皮質ホルモン）です。ステロイドを長く飲んでいて急にやめると、命の危険が生じることもあります。また抗不安薬や睡眠剤は、「依存症」が生じていることが多く、その場合にはやめると、またクスリが飲みたくなってしまうため、なかなか断薬に成功しない。

しかし、ここで検討するのは降圧剤、血糖降下剤、コレステロール低下薬、骨粗しょう症のクスリなど生活習慣病のクスリです。飲み始める前には元気で、格別の自

覚症状がなかったのです。それなのに**検査で異常値を発見され「病気」と言われたケースでは、勝手にクスリをやめても大丈夫です。もともと飲む必要がなかったのですから。**

ただ降圧剤では、「飲み始めたら、やめてはいけない」、「やめると血圧が急に上がって大変なことになる」といった言説が、ちまたに流布していますね。しかし、根拠がない。僕は降圧剤をやめる人を大勢みてきましたが、なんの問題も生じませんでした。

降圧剤をやめれば、たいてい血圧は上がってきます。しかし急にではなく、ゆっくりです。断薬しても、からだからクスリが抜けるのに時間がかかるので、血圧は急には上がらないのです。そして上がるといっても、本来その人にふさわしい血圧に戻るだけです。

要するに、**「降圧剤をやめたら大変なことになる」というのは、なんとしても患者たちにクスリを続けさせたい医師たちがつくりだした「都市伝説」なのです。**

生活習慣病のクスリの場合、体調を見ながら1週間に1種類ずつやめていく、という方法もあります。他方で、すべてのクスリを一度にやめる、という方法もあります。どちらかというと、後者のほうが断薬しやすいでしょう。

何種類飲んでいても、一度にやめて構いません。もともと不要なクスリなので、やめても不都合が生じないのです。

種々の副作用止めのクスリを含め、5種類、10種類と飲んでいる方も大勢おられますね。

なぜそうなるかというと、生活習慣病のクスリを飲み始めたら、何か症状がでてきたり、種々の検査値が上がってきた。それらは実は副作用であるはずなのですが、それに対処すると称して、新たなクスリを開始したら、また別の症状がでてきた。それでクスリを追加することになった……。そのようにして、雪ダルマを転がすようにクスリの数が増えるのです。

その場合、最初のクスリを飲み始めたときのことを思いだしましょう。

そのとき元気でご飯もおいしかったのに、検査で異常値がでてクスリを飲まされたケースが圧倒的多数でしょう。そういうケースでは、最初のクスリの後に追加されたクスリは、基本的には副作用止めであるはずです。

したがって、**生活習慣病のクスリとその後に生じた症状対策のクスリは、全部を一度にやめていいのです**。20種類のクスリを一度にやめても、格別の問題は生じず、体調がすっかり良くなるものなのです。

第 8 章

医療界の大罪

製薬会社、官僚、医者の三つ巴が生んだ「名医不足」

どうして日本の医療はこのようになってしまったのか。

製薬会社や厚労省の官僚など、医療にかかわるメンバーに問題や欠陥があることは明らかです。なかでも一番の元凶は、医師でしょう。診察・治療にあたる医師たちがきちんとしていれば、製薬会社や官僚が何をたくらもうが、患者たちを守ることができるからです。

ところが本書で見てきたように、日本にはムダな手術やクスリがあふれ返っている。それは医師たちの姿勢に欠陥があるからです。本章では、なぜそうなるかを考えていきましょう。

僕には、忘れたくても忘れられないエピソードがあります。

２０１４年に慶應義塾を定年退職する数年前、実習にやってきた最終学年の医学生十数人にプチ講義をしたときのことです。最後に僕は、

「なにか質問はありませんか。なんでも答えますから、聞いてください」と質問をうながしました。するとひとりの男子学生が、

「先生、僕たちは進路を選ぶ時期ですが、どの診療科に行ったら儲かりますか」と。

この臆するところのない質問には、心底おどろきました。同級生の面前で言ってのけるのは、恥を知らないというより、ふだんから仲間内で「金儲け」を話題にしているからでしょう。

僕は、「なんでも答えます」と言った以上、その学生を叱りつけることはせず、ただただ「慶應は変わってしまった」と嘆息しました。

僕が医学生の頃、同級生のあいだで将来の稼ぎの話が出たことは一度もないし、もし口にしたらバカにされたはずです。——「今の医学部は、僕の学んだ頃とは別ものだ」、「もう後輩とは思わない」と心に決めました。

慶應病院の雰囲気も、以前とは大きく変わりました。

この点むかしは鷹揚なものでした。病院収支は大赤字でしたが、上部組織である慶

應義塾本体からの補助金で支えられ、病院執行部も個々の医師たちも、危機感は乏しかった。

1980年代に、上司である教授が僕たちを前に、「慶應の外来患者からの平均収入はね、近所の女子医大と比べると、1回の受診につき1万円少ないんだよ。アッハッハ」と無邪気に笑っていたのが今でも思いだされます。

ところが時がたつにつれ、義塾本体からの「病院黒字化」へ向けての締めつけが厳しくなってきた。そうして始まったのが、毎月の「診療実績」の開示です。

診療科ごとの外来患者数や入院患者数、あるいは患者1人あたりの収入など、毎月の診療実績を印刷したものが、各診療科の責任者があつまる会議で配布されるようになったのです。営利会社で、営業部員たちの成績を壁に張り出すようなものですね。

これでは各診療科の平の医員たちも、トップから発破をかけられ、「増収策」に走ることになります。近年はどこの病院でも、似たり寄ったりでしょう。


ところで増収策ですが、会社の営業部員と違い、医師の場合はわりと簡単です。クスリや検査を増やせばいいからです。

高齢者を中心に、まだ「お医者様」意識が残っていますし、医師がムダな医療行為を勧めるはずがないと思っている。なにより医療機関に行く人は、治療を受けたくて、うずうずしています。

だから、無意味・有害な生活習慣病のクスリを処方し、患者さんにそれを飲ませるのは、赤子の手をひねるようなものです。

がん治療医が激怒するわけ

しかし、こと「がん」については、事情が異なります。

手術というのは「臓器を失うこと」ですし、抗がん剤は正式に「毒薬」に指定されている。しかも、「がん治療は命を縮める危険性がある」ことが一般常識になりつつあります。それで、治療を受けたくないという患者が続出するようになってきました。

他方で、初診のがん患者を迎える医師のほうは、期待で胸がいっぱいです。自分の治療経験が増えるばかりでなく、手術も抗がん剤も高額収入が見込めますし、患者数が増えれば周囲に大きな顔もできる。

それなのに患者さんから「治療は受けたくない」と言われたらどうなるか。担当医の期待がしぼむだけでなく、自分が侮辱された気にもなるでしょう。

そのうえ「はい、そうですか。治療はやめておきましょう」と応じることは、自分が専門とする治療法が「無意味・有害」と認めることと同義です。

こういう理由で、がん治療の場では、医師が激怒しやすいのだと分析しています。そして、なにがなんでも治療に引きずり込むために、ウソや脅しを連発して患者さんを不安や恐怖におとしいれようとするわけです。

医者がでっち上げる「がん」「転移」

治療件数を増やそう、増やしたい、という気持ちが高じると、「がんをねつ造」することも仕出かします。

50代の女性が、都内の総合病院の乳腺外科医から、「乳がんです。乳房全摘」と言われたと、僕の外来にこられました。2019年のことです。

患部に針を刺して組織を採取する「生検」を受けており、その「病理報告書」のコピーを持っていたので、目を通すと、どこにも「がん」とは書かれていない。「病理医」の診断結果は、「乳管内の良性病変」。

しかし、乳房全摘術の手術予定まで組まれており、そのままでは乳房を失うことは確実でした。

がんの転移をでっち上げることもあります。

腎臓がんの方が2018年、都内のK大病院で「肺転移がある」と言われ、抗がん剤治療をしましたが「効果なし」。そのあとオプジーボの類似薬「キイトルーダ」の使用を勧められた段階で、がん専門病院でセカンドオピニオンを得、つぎに僕の外来にこられました。

ところが奇妙なことに、各種の画像データをおさめた「CD」に、肺転移の有無がわかるCT画像だけが欠落していました。同じ日に撮った一連のCT画像は収められていたのですが、転移の有無がわかるはずの「肺が見られる条件で処理した画像」だけが欠落していたのです

がん専門病院へ「肺転移の相談」に行かせるのに、転移の状況を知るには必須な

「肺CT画像」だけを欠落させるというのはあり得ないことです。データを用意した主治医の意図が感じとれます。

患者さんは、診察時に主治医からもらったという、肺CTの「ハードコピー」、つまり画像を紙に焼き付けたものを数枚持っていました。——「これが肺転移」と説明を受けたと、彼が指さすところには、肺転移と言えるものはなく、血管の断面を見たものでした。

僕は、「この画像からは、肺転移とは言えないですね」、「主治医は転移があるとウソをついて、抗がん剤治療に引きずり込んだのでしょう」、「今度はキイトルーダ。年間1000万円にもなる高価薬ですからね」、「そのがん専門病院では、相談を短くすませるために、肺転移があるという紹介状を鵜呑みにし、画像を精査しなかったのでしょう」と説明しました。

医学部という病巣

本書で見てきたところからすると、医師たちの質は平均的には、どうも昔にくらべ悪化しているのではないか。

この点、近年の医学部人気はすさまじく、かつて金権医大と揶揄された私立医科大学でも、偏差値が大幅に上昇し、簡単には入学できなくなっています。とすれば現状もそう悪くないはず、という見方もできるでしょう。

さて、どちらが正解か。

この問題を考えるには、①少子化と、②医学部定員の増加がポイントになると思います。

たとえば僕が属する団塊の世代は、18歳時の人口がおよそ250万人。ところが今は、120万人弱と、激減しています。

他方で、全国の医学部の学生定員は、同じ期間に2・6倍になっている。その結果、団塊の世代で医学部に進学できたのは700人に1人。これが2019年には、130人弱につき1人になっている。進学倍率が5分の1以下になった勘定です。

これでは、医学生の質が落ちることはあっても、高くなることは期待できないのではないか。そのうえ「ゆとり教育」や、読書習慣が薄れた影響もあるはずです。そもそも偏差値というのは、同期のうちでの順位づけなので、世代間の格差は反映されません。

なお将来予測ですが、2040年には、100人に1人が医学部に入学できるはずです。

医学生になったあとにも、医師の質を落とす仕掛けがあります。医師国家試験です。医師国家試験は、記述式ではなく、複数の回答候補からひとつを選ぶ、いわゆる「択一試験」ですが、細かい知識が要求される。そのため成績劣位の医学部のなかには、入学した直後から国家試験用の特訓をするところもあります。

合格するための秘訣は、一にも二にも「暗記」です。なまじ自分で問題を解こうとすると、試験出題者の意図から外れ、不合格になる可能性が高くなります。**とくに注意すべきは、いわゆる「地雷問題」です。**間違えて踏んでしまうと、爆死退場もありえるのだとか。

この点、「がん検診の有効無効」とか、「高血圧の治療基準」などは地雷問題の可能性が高い。したがって医学生たちは、「がん検診は有効」、「基準値以上だったら降圧剤」などと覚えこむことになる。——こうして医師国家試験を通じ、上級医たちは、すべての医学生に「標準治療」を叩きこむことに成功するわけです。

そして**医学部の6年間を知識偏重ですごすと、考える力や「疑う心」を失います。**それが、医師になって副作用事例や死亡例に遭遇しても標準治療に対する疑問が生じない根本原因であろうと見ています。

では、医療の将来はどうなるのか。

この国の総人口は減少をはじめており、今後もずっと右肩下がりの減少が続きます。そして、働き手の減少による「財政難」が高じ、国民が負担する医療費の総額も、どこかで頭打ちになるでしょう。

他方で、医師の総数は現在まで右肩上がりで、これからも数十年間は、右肩上がりを続けるはずです。なにしろ人口が減っても医学部定員は同じで、医師には定年がないも同然ですから。

つまり、医師一人あたりの「診療可能な人口」が右肩下がりに減少していき、医師一人あたりの「収入」もだんだん少なくなっていく。その挙句、失業する医師がでてきて、ドイツやイタリアが一時そうだったように、医師免許をもつタクシー運転手が誕生するかもしれません。——これが将来シナリオ①です。が、別の将来予測もあります。

別の将来予測は、総人口や医師数については前述の「将来シナリオ①」を下敷きにします。ただし、医師の特性を加味します。

医師の特性というのは、病気と診断するのは医師である。このことです。

現在でも医師は、健康人を検査して「がんだ」、「生活習慣病だ」と診断しています。そして将来、医師一人あたりの収入が減ってきたら、「診断基準」をかえて、いまは「健康」とされている人たちにも「病気だ」と告げて、「病人」に落とし込むようになるのではないか。

つまり**医師は、なにもないところから病気をつくりだせるわけです。**

この「病人増産策」は、ずっと前から始まっています。そのことは、本書で見てきた通りです。最近では高血圧の治療基準値を切り下げて、高血圧患者を実質的に2000万人以上ふやしました。そして今後も、各種の増産策は続き、医師の収入は簡単には減少しない。——これが将来シナリオ②です。

将来シナリオ①と②の、どちらが実現するのか。国民が、がん検診や生活習慣病の無意味に気づくかどうかで決まるように思われます。

後書き

医療界に対してずいぶん手厳しい内容になってしまいました。がんや生活習慣病の発見や治療にたずさわる人たちには、褒め言葉が見当たらないのだから仕方がないでしょう。

じつは医師に対しては、むかしから批判が多く、江戸時代に名医とうたわれた「中神琴渓」はその著書の中でこう述べています。

「昔も今も、日本でも中国でも、人を病気にさせ、人を殺すのは医者が最も多い。……中略…病気でもないのに病気とし、軽い病気を重くし、重い病人は殺して、人の主君や父や子弟を長く苦しめ、あるいは殺し、そして自分の妻子を養う。大罪を犯しながら刑罰を免れている医者の罪を、天がどうして見逃そうか。恐るべきことだ」と（『生生堂雑記・医譚・生生堂治験・養生論』燎原書店）。

なんだか、現代の医師像をほうふつとさせますね。琴渓はそれに引き続き、こう言っています。

「病家もよくこの道理を知って、家の中に病人があるときは、感冒（注：カゼ）のように軽い病気ならば医者にかからないですませたほうがよい。もし大病ならば、良い医者を選ばなければならない。しかし、だれが良医なのかを知るのは難しい」と。

まったくその通りだと思います。

もちろん現代の日本にも、すばらしい資質と人格をそなえた医師はおおぜいおられます。僕はそういう幾人もの方たちと語り合い、対談本も出版してきました。

ただ**そういう方がたは、救命救急、緩和医療、老人介護、非薬物的精神医療、未熟児医療など、人びとに本当に必要とされ、医療利権とは無縁の分野で働いておられる点が共通しています。**

それにしても、なぜ人びとは医師の言うことを真にうけてしまうのか。

おそらく本人の意識が、自分のからだを信じようとしないからでしょう。からだに任せるより、もっと優れたものがあるはずだ、それが医療だ、検査だ、と。

でも**現実には、医師にゆだねるほど、からだは不調になります。**

元気で健康なのに検査を受け、病気という名の老化現象を発見され、一生クスリを飲まされ、手術でからだを刻まれ、副作用や後遺症で苦しみ、早死にする。それは太陽が東から出るのと同じように、必然的な成り行きです。

医師にゆだねると不調になるのは、人のからだでは、その状態をベストに保つよう、調節システムが休みなく働いているからです。ベストな状態は、なにをしても、それ以上よくなることはなく、せいぜい横ばいか、それとも状態が悪くなるか、です。

自分のからだを信じようとしない「意識」は、じつはからだがつくりだしています。意識の首座はおそらく脳にありますが、脳もからだの一部です。意識がからだを信じないということは、意識を生みだしている脳でさえも信じないということです。じつに皮肉な自己否定ですが、自分自身を否定するなら、早死にするのも仕方ありませんね。

でも、もし読者が、元気なのに検査をうけることが自己否定であることに気がつけば、健康を取り戻すこともできるはずです。

そのためには、(イ)「生活習慣病」や「がん」と言われたことを忘れる、(ロ)もう検査を受けない、(ハ)医者になるべく近寄らない。この三項目を守れば、健康長寿は疑いなし。

心からそう思います。

2019年9月

近藤　誠

著者略歴

近藤 誠（こんどう・まこと）

1948年、東京都生まれ。「近藤誠がん研究所」所長。73年、慶應義塾大学医学部卒業。同年、同医学部放射線科に入局。83～2014年、同医学部講師。12年、「乳房温存療法のパイオニアとして抗がん剤の毒性、拡大手術の危険性などの啓蒙を続けてきた功績」により第60回菊池寛賞を受賞。13年、東京・渋谷に「近藤誠がん研究所・セカンドオピニオン外来」（https://kondo-makoto.com）を開設し、6年間で9000組以上の相談に応えている。主な著書に『がん放置療法のすすめ』（文藝春秋）、『医者に殺されない47の心得』（アスコム）、『眠っているがんを起こしてはいけない。』（飛鳥新社）他多数。

SB新書　490

医者《いしゃ》の大罪《たいざい》

医療《いりょう》サギに殺《ころ》されない39の心得《こころえ》

2019年 10月15日　初版第1刷発行

著　者　近藤《こんどう》 誠《まこと》

発行者　小川 淳

発行所　SBクリエイティブ株式会社
〒106-0032　東京都港区六本木2-4-5
電話：03-5549-1201（営業部）

装　幀　長坂勇司（nagasaka design）

本文デザイン　松好那名（matt's work）

D T P　荒木香樹

編　集　小倉 碧（SBクリエイティブ）

印刷･製本　大日本印刷株式会社

本書をお読みになったご意見・ご感想を下記URL、
または左記QRコードよりお寄せください。

https://isbn2.sbcr.jp/00761

落丁本、乱丁本は小社営業部にてお取り替えいたします。定価はカバーに記載されております。本書の内容に関するご質問等は、小社学芸書籍編集部まで必ず書面にてご連絡いただきますようお願いいたします。

ISBN 978-4-8156-0076-1